医院药房
流程重组

Hospital Pharmacy
Process Reengineering

名誉主编　顾国煜

主　　编　王临润　李　盈　张国兵

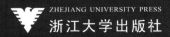
ZHEJIANG UNIVERSITY PRESS
浙江大学出版社

图书在版编目（CIP）数据

医院药房流程重组 / 王临润，李盈，张国兵主编. —
杭州：浙江大学出版社，2018.6
ISBN 978-7-308-18131-0

Ⅰ. ①医… Ⅱ. ①王… ②李… ③张… Ⅲ. ①药房－
工作－流程 Ⅳ. ①R952

中国版本图书馆 CIP 数据核字（2018）第 072296 号

医院药房流程重组

王临润 李 盈 张国兵 主编

策划编辑	张 鸽（zgzup@zju.edu.cn）
责任编辑	冯其华（zupfqh@zju.edu.cn）
责任校对	陈静毅 陆雅娟
封面设计	续设计
出版发行	浙江大学出版社
	（杭州市天目山路148号 邮政编码310007）
	（网址：http://www.zjupress.com）
排 版	杭州兴邦电子印务有限公司
印 刷	浙江省邮电印刷股份有限公司
开 本	710mm×1000mm 1/16
印 张	13
字 数	215千
版 印 次	2018年6月第1版 2018年6月第1次印刷
书 号	ISBN 978-7-308-18131-0
定 价	88.00元

《医院药房流程重组》
编委会

序

随着医药卫生体制改革(简称医改)的深入以及互联网和人工智能时代的到来,加之人民群众对医疗服务人性化、个性化与有效性的要求日益强烈,医院亟须在现有条件下充分利用有限的医疗资源为患者提供更多、更好的医疗服务。因此,进行医院的流程重组已经成为当今中国医院管理一个新的重大课题和突出任务。

医院药房作为整个医疗服务体系的重要组成部分,其工作内容涵盖患者门诊和住院治疗的整个服务链,其业务流程的设置、更新是影响医院医疗资源利用效率和患者满意度的关键因素之一。但是,我国医院药学部门现有的流程设置尚缺乏一个统一的标准体系,这不仅增加了内外部沟通的成本,而且加大了管理的难度,尤其在当前医改不断深化的背景下,更应强调药学部门在职能上从传统的"以药品为中心"的工作模式转移至"以患者为中心"的服务工作上来,这促使我们在管理理念、设计思路及工作模式等方面进行突破、创新,以适应新时代的需求。

20世纪90年代初,美国麻省理工学院(Massachusetts Institute of Technology,MIT)迈克尔·哈默(Michael Hammer)教授和管理专家詹姆斯·钱皮(James Champy)提出了"业务流程重组"(BPR,简称流程重组)的概念,并将其定义为"为了突破性地改善成本、质量、服务、速度等现代组织的主要运营基础,必须对工作流程进行根本性的重新思考并彻底改革"。由此可知,将流程重组引入医院药房的运营之中,不仅是对工作现场的改善,而且是理念的革新。以医院药房流程重组为主题进行归纳、整理和创作,对当前形势下药学服务内涵建设无疑具有重大的理论及现实意义。

在本书的撰写过程中,编写人员始终贯穿以"流程导向"为目标,以"患者满意"为标准的思维模式,同时强调运用人文的理论与手段,对硬件环境、对内所有工作流程、对外沟通的工作流程进行重组,从而建立起流畅的"药学服务链"。此外,在流程重组中综合运用一系列质量管理手段(如头脑风暴法、德尔菲法和作业成本分析法等)以及介入全新的信息手段,亦将医院药房流程重组提升至一个新的高度。

值得一提的是,本书编撰团队除包括资深医院管理人员外,还吸纳了一大批长期工作于医院药学及相关质量管理实践研究的一线人员,他们严于治学,不但积累了大量医院药学工作实践和教学经验,而且具有丰富的学术论著编写经验,这些都为本书的编写质量、资料准确性以及读者可接受性提供了保障。我相信,通过具有前瞻性设计的医院药房流程重组,能准确把握人性化服务的趋向,以患者体验为中心,以改善工作质量和效率为出发点的工作方式,一定可以使我们的医院药学服务更加便捷、更具温度,从而在践行"健康中国"之路的过程中添上浓墨重彩的一笔。

浙江大学医学院附属第一医院党委书记、副院长

2018年1月

前　言

　　流程重组，又称工序管理、工序重新设计，指对工作、岗位和生产过程的重新设计与重新构造，目的在于降低成本，提高产品质量和服务水平，以及加快生产速度。

　　医院药房流程重组是医院管理的一个崭新课题，它在汲取医院质量管理（quality control, QC）等优秀管理成果的基础上，将医院药学服务工作进一步标准化、科学化、规范化和流程化。流程重组作为一种极其前卫的管理思想，对当前医药卫生体制改革大环境下的医院药房工作转型具有管理理念更新和流程模式创新的现实意义。

　　本书在总结国内外医院先进管理理论和实践经验的基础上，结合优秀案例和操作经验，全面、系统地阐述医院流程重组的最新理念、概念、方法、技巧、实践与发展，并论证流程重组的必要性，提出流程重组的系统思想，为进一步改善医疗服务活动质量提供理论支持和实践指导，从而使医院药房适应竞争的变化，适应患者需求的变化，以及适应医疗行业的变化。

　　本书的编撰主要源于对新医改环境下药学工作转型面临挑战的新思考，对"以患者为中心"导向下的医疗质量改善，打造医院药学服务品牌，提升医院整体竞争力，具有重要的市场前景和现实意义。本书由医药卫生管理专家、质量管理专家、医疗机构基层管理人员及一线医务人员共同编写而成，主要内容包括医院药房、流程重组、流程重组的要素、医院流程重组的实施、流程重组在医院药房的实践以及医院药房流程重组的创新六个方面，兼顾理论学习和实践操作的需求，简明易懂，可操行性强。本书可供卫生行政人员、医院管理者、医务人员、医学院校师生学习，也可以作为各级各类医院管理培训机构、医院管理研究人员的参考用书。

　　与此同时，感谢浙江大学医学院附属第一医院、浙江省人民医院、浙江省中医院、深圳市瑞驰致远科技有限公司、华东医药股份有限公司、上药控股浙江有限公司、浙江省医疗质量控制与评价办公室、浙江省医院药事管理质控中心以及各编委所在医疗机构对本书正式出版的鼎力支持。此外,本书在编撰过程中还吸纳了众多质量管理专家的宝贵意见,在此我们一并致以诚挚的谢意。

限于编者水平以及时间仓促,本书难免存在疏忽或纰漏之处,期望读者朋友及时指正,也欢迎其他持有不同观点的同道与我们探讨交流,以便再版时补充修订,使之更加完善。

王临润　李　盈　浙江大学医学院附属第一医院

张国兵　浙江省人民医院

2018年1月

目 录

第一章 医院药房

现代医学发展的管理理念在于人文的技术化和技术的人文化。在对医院药房进行创新和发展前,我们有必要先了解医院药房的历史沿革和现状,进而探讨药房信息化、自动化等的未来变革趋势。

第一节 医院药房历史沿革

医院药房是一个集医疗、科研、教学、保障、服务和管理于一体的综合性学科单位,是医疗机构药品供应、药学技术、药事管理、合理用药、药学服务的具体实施科室,是医院药品流通的中枢,是保障患者安全用药的"卫士"。医院药房具有技术服务和职能管理的双重特点,其学科水平直接影响医疗服务的质量。而现代医学的发展也在推动医院药房不断进行变革。本节将从专业、结构、理念、管理以及技术五个维度系统性地阐述我国医院药房的历史沿革。

一、专业沿革

1. 学科沿革

总体而言,我国医院药学经历了传统药剂学、生物药剂学、现代药剂学及临床药学三个发展阶段。

(1)传统药剂学阶段 在20世纪60年代前,我国医院药学长期停留于以调剂和制剂为主的单纯供应式的经验药剂学阶段。"以药品为中心",该阶段药房是医院的重要创收部门,且药房在职能和结构方面也一直处于传统的、封闭的、被动的单科一贯制模式。在该阶段,药房调剂的特点是规模小、调剂品种少且以西药为主、业务功能单一,而且药房设备条件差,药师很难发挥专业技术。这一时期我国药品供不应求的现象非常严重,故医院制剂得到了快速发展。

此外,该阶段药师的服务和竞争意识尚未形成,药房为患者提供药物咨询和用药指导等服务并不多,加之医院药学在教学、科研方面相对薄弱,长期处于较低水平、较低层次。这些因素制约了医院药学的快速发展。因此,该阶段医院药学尚未成为学科。

(2)生物药剂学阶段 随着医药事业的不断发展,市场上的药品种类日渐增多。如何与临床保持密切联系,加强合理用药成为医院药房的新任务。因此,该阶段是医院药学从"以保障供应为中心"向"以专业技术为中心"过渡的阶段,是服务客体从药品向患者过渡的阶段。但是,因为"以患者为中心"的药学服务还只是一个概念的引入,所以该阶段尚属于生物药剂学阶段。

至20世纪70年代,部分医院开始尝试开展血药浓度监测。到80年代,一些医院以治疗药物监测(TDM)为基础建立了临床药理实验室。1989年11月,在卫生部颁布的《医院分级管理办法(试行草案)》中,TDM已被列为药剂科(三甲医院)评审的必需项目。但是,TDM终因对人员技术、仪器设备等的要求较高而被冷落,仅在某些教学医院或大型三甲医院中继续开展,并且其工作范围比较狭窄。

同一时期,临床药学工作也被正式提出。1981年,卫生部在《医院药剂工作条例》中提出,有条件的单位应逐步开展临床药学工作。之后,临床药学工作在我国医院中逐渐兴起,该工作的主要内容是建立药学情报资料室并为临床提供用药咨询服务。至90年代初,"药学服务"概念被引入我国医院药学工作中,标志着医院药房开始从传统的药品供应型、经营型格局向知识信息型、医药结合型转变。但是,由于受多种因素的限制,该时期的临床用药评价、临床用药指导、药学咨询、药物不良反应监测等工作尚处于初级服务阶段。

另外,在90年代初,计算机技术开始被引入医院药学,但只限于药品划价和计价,没有真正运用于药学信息系统和药学情报系统的建设,这时的计算机技术还不能适应现代医院发展对药学的需求。

这一时期,随着《中华人民共和国药品管理法》的实施,我国的药事管理工作进入法制管理的新阶段,因此医院药事管理也逐步进入规范化的发展阶段。

(3)现代药剂学及临床药学阶段 该阶段是与我国医改同行的阶段,是传统调剂创新发展的阶段,也是探索以临床药师及药学服务为核心的临床药学阶段,而以患者为中心的服务理念则贯穿其中。该阶段涉及临床药理学、信息自动化技术、现代管理学等多学科知识的交融与运用。

这一时期，医院药房开始重视学科建设，药学服务模式和相关业务有所拓展，人员学历和业务素质都有较大提升，以合理用药为核心的药事服务改革已成为行业发展的共识和方向。从20世纪90年代末开始，药学服务进入繁荣的创新研究和真正的实践阶段。2002年，卫生部与国家中医药管理局共同制定的《医疗机构药事管理暂行规定》提出，我国医疗机构将逐步建立临床药师制度。经过十余年的发展，我国临床药师培养体系已基本形成，临床药师队伍日渐壮大，临床药师工作模式趋向成熟，并逐步与国际接轨。2011年，我国开展国家临床重点专科（临床药学）建设，进一步推动了临床药学的学科发展。近年来，运用循证医学、治疗药物监测（基于基因组学和质谱技术等精准医学的药物监测）等手段优化临床用药方案已成为新的药学服务的重点和热点，而加强医院药学的科研工作、开展药物临床试验等一系列新业务也在国家倡导药物自主创新、自主研发等的背景下逐渐被重视。

同一时期，医院药房对传统的药品供应和调剂工作赋予了新的内容和任务。20世纪90年代末静脉用药调配中心（PIVAS，简称静配中心）开始建设和推广，目前全国各级医院普遍建有静脉用药调配中心；医院制剂则经历了从遍地开花到2000年左右的盛极而衰，继而持续萎缩的过程；近年来，处方审核规范已在行业内有效推行，药品调剂真正走向"调剂＋"的时代。同时，随着计算机信息技术和互联网、物联网技术的快速发展，医院药房亦迈入信息化、自动化和智慧化的快速建设进程，逐步实现了现代化的医院药房管理。另外，随着我国等级医院评审、美国医疗机构评审国际联合委员会（JCI）评审、医疗卫生信息和管理系统协会（HIMSS）评级、医院管理品质持续改进示范医院建设项目等的开展，以及患者安全目标管理的实施，2016年《医疗质量管理办法》的颁布，品质改善活动在国内医疗行业中的广泛开展，全面质量管理已成为医院药房管理工作的重点。

2017年，国家卫生和计划生育委员会（简称国家卫计委）发布《关于加强药事管理转变药学服务模式的通知》，标志着创新药事管理、构建现代医院药学格局已成为"健康中国"的新要求，医院药房已进入新时代，开启新征程。

2. 岗位沿革

在不同的发展阶段，医院药房有着不同的岗位设置。由于药品品种单一、供应紧缺，早期的药房药师除做好日常的处方调剂工作外，还需要完成简单的制剂调配任务,尤其是自20世纪七八十年代以来我国许多医院配有制剂室,因此多设有制剂药师、药品检验药师等岗位,以满足医院自制制剂的需求,弥补药品供应的不足。随着调剂工作的逐步细分,传统的调剂岗位也呈现部门化,如中西药房岗位分开、静脉用药调配中心岗位独立等;而随着信息化、自动化药房的建设,有些医院又出现了专门负责机器调剂的药师,如病区药房包药机包药岗位。

近年来,随着药学服务向专业化、个体化和精细化发展,特别是临床药学工作的不断深入,处方审核工作日益受到重视,TDM等精准药学服务不断得到拓展,药学研究、药物临床试验成果层出不穷;同时,随着信息互联技术的广泛应用、质量管理意识的日趋增强等,医院药师从过去的简单配药、发药角色向更为多元化的角色转换,临床药师、咨询药师、审方药师、实验室药师、科研药师、药物临床试验药师、信息药师、质管药师等随之出现。根据药学发展的趋势,上述药房岗位还将向更为细化的角色转变,如许多医院将临床药师细分为慢性病组药师、肿瘤组药师、抗感染组药师等岗位。当然,也有一些医院对药房岗位兼职化的模式进行了探索,如为了更好地协助临床,弥补临床药师的不足,部分医院设立各病区责任药师的兼职岗位,并取得了良好的效果。

在新医改形势下,医院药师的职能亦发生转变,药学服务、药房重组、绩效考核、创新药事管理等成为工作重点,医院的药学岗位更需要知识复合型人才。目前,总药师的大岗位在国内部分医院开始实践,这将更好地发挥药师在医疗工作中的作用。

二、结构沿革

回顾我国医院药学几十年的发展史可以发现,医院药房部门越来越多,分工越来越细,服务越来越专业。而药房结构性的沿革主要体现在以下几个方面。

1. 转型升级

我国医院药房的结构设置绝大多数是几十年一贯制,即以调剂、制剂为基本的组织构成,随着医药市场的发展、医改的深入和医院药学的自身发展,制剂室正在逐渐弱化和萎缩,传统的调剂部门的重要性不断下降,医院药房开始探索转型或升级发展,而临床药学、药学门诊、药学情报室、药学实验室等部门则逐渐成为医院药房重点发展的部门。

2. 派生发展

医院药房的一些部门是传统工作的延伸发展。为了加强药师对静脉用药处方的合理性审查,保证静脉用药的质量,确保配制人员的安全,自20世纪90年代开始,我国医院逐渐建立静脉用药调配中心,截至目前已有千余家医院开展此项业务。静配中心净化程度高、流程复杂、分工精细,已成为当前医院药房一个重要的组成部门。

3. 集中分散

传统药房分为门诊西药房、中药房、住院药房和急诊药房等。鉴于学科差异,门诊西药房和中药房在医院内往往是分散设置的,这在一定程度上不便于患者集中一次性取药。而许多医院住院药房因为医院发展的需求而采取分散式的区域设置方式,即在不同的病区大楼建有各自的卫星药房;在国外,部分医院甚至在重点病区还建有药品站,以使药品的可及性更高,但分散式的管理势必需要配备更多的药学人员,同时也增加了药品管理的难度。随着计算机信息技术和互联网、物联网技术的快速发展,以及医院新理念下大楼的设计和建设,已有药房管理者、医院管理者在药房自动化建设以及全院现代物流输送的基础上提出"综合药房"或"中心药房"等复合型药房新概念并着手实施,从流程管理及资源合理分配的角度真正提升医院药房的服务水平。由此可知,现代化复合型药房与静脉用药调配中心的建立给医院管理带来了巨大的改变。

4. 社会发展

随着医改的不断深入、药品零加成政策的推进、药品供应链的延伸、分级诊疗政策的深化等,基层医院门诊药房社会化和大型医院门诊药房的萎缩或转型发展是改革所要面临的问题。在我国,随着执业药师的职业化发展、社会药店整体水平的提升,以及远程医嘱审核的实现,并参照欧美发达国家的药房模式,门诊药房正逐渐社会化,患者门诊处方真正流转到社会药店将是大势所趋。

5. 区域集约

随着计算机信息技术和互联网、物联网技术的日趋成熟,为追求效率,药房功能设置已从单家医院扩展到多家医院,区域化、集约化已是流程改造的一大新的尝试。目前中药饮片第三方代煎模式正在兴起,今后集约化区域药房、区域静脉用药调配中心等新型药房模式将会不断涌现。

6. 线下线上

近年来,互联互通技术快速实现了服务提供者与服务消费者之间直接的连通,时间和空间概念在我们的日常生活中正迅速发生改变。随着"互联网院区"概念的应运而生,医院药房的结构形式已从线下药房发展到线上药房(云药房)。互联网药房的在线审方、远程慢性病用药管理等线上药学服务模式以其便捷、安全、个体化的优势将成为医院药房发展的新的潮流。

7. 有形无形

传统药房的调剂部门都是有形存在的,而临床药学的存在形式在初级阶段尚有单独的部门和区域,但随着药师真正融入临床,临床药师或将突破现有的空间界限渗入医院内与用药相关的各个区域,临床药学将在空间上成为"无边"部门、"无形"部门。就工作内容而言,药师承担的工作也越来越"无形",药物的开发研究、应用研究、评价研究等将成为现代医院药学发展和科学研究的新的侧重点。

三、理念沿革

医院药房的理念沿革是以"物"为中心的药品导向向以"人"为中心的患者导向逐渐转化的过程,尤其是自"药学服务"概念提出以来,医院药房在服务内容的深度、广度及形式的创新性上,借助技术并与人性化理念相结合,不断探索模式和流程优化,从而为患者和临床提供了友好、便捷和专业的服务体验。

1. 通透式或敞开式柜台调剂模式

门诊药房发药是医院内服务过程的终端,具有瞬时性的特点。自20世纪末以来,传统的小窗口发药模式在我国医院陆续被取消,新模式多采用柜台式,同时又分为有玻璃隔断的通透式柜台调剂模式和无任何隔断的敞开式柜台调剂模式。新模式促进了岗位重构,将药师分为前、后台人员;新模式推动了服务重构,"无声"调剂走向"面对面"调剂,尤其是在调剂完成的同时,更加重视用药交代等药学服务的提供;此外,新模式也促进了药师和患者之间零距离的沟通、交流,有利于提高患者的用药依从性,增加患者对药师的信任感。为了进一步加强药患之间的交流,近年来也有部分医院正在探索房间式取药模式,将发药柜台变为取药单间,该单间集取药和咨询功能于一身,即兼具窗口调剂和药学门诊的功能,更加注重患者的隐私,使患者可以坐着接受服务,使患者的就医体验更佳。当然，目前受我国医院就诊患者众多、患者就医素养仍有待提高等因素的影响，该模式的实际应用还存在诸多限制，仍需要不断探索。

2. 预配候取管理模式

传统的医院药房普遍采用"即来即发"模式，即患者到药房后，药房根据患者的就诊卡或其他取药凭证再开始调剂。这种模式是"人等药"，即由患者自己选择窗口，且在从药师收方、验方到核对、发药的全过程中，患者都需要在窗口等候。这种模式的优点是药师调剂非常有目的性，所有处方调剂均为有效劳动。但是，在国内患者众多的背景下，这种模式给药房调剂的及时性带来了较大的压力，而且许多医院将发药与审核职责归并到同一药师，双核对会导致部分职责的缺失，从而埋下安全隐患。

21世纪初，随着计算机技术的飞速发展，"预配候取"的发药模式在我国医院药房兴起，即患者在门诊收费处缴费后，医院信息系统(HIS)自动分配发药窗口，同时将处方信息传送到门诊药房，药师可以根据处方预先完成药品调剂，患者根据屏幕指示到相应窗口取药。新的模式是"即到即拿"和"药等人"的创新与流程的优化，将患者候药的时间变为患者接受用药交代的时间，有效营造了一个温馨、人性化的取药氛围。当然，在不断完善新模式的过程中，考虑到患者在缴费后不一定直接到药房取药，可能给药房带来一些无效劳动，由此预发药模式＋叫号系统也应运而生。另外，如何在高峰期准确、快速找到预先调配好的处方药品也对药房模式提出了新的要求，而智能药架和智能药筐等技术的运用可以很好地解决这个问题。

3. 单剂量摆药服务模式

传统药房调剂均实行汇总式发药模式，如针剂药品由药房汇总后发到临床，再由临床区分不同患者的药品和不同的用药时间，因此临床的工作量大且易出错；又如，口服药品无论是住院药房还是门诊药房通常都以整包装发放，需要患者自行分剂量服用，这也存在安全隐患。我国《医疗机构药事管理规定》提出"住院药房实行单剂量配发药品"。此外，HIMSS 6级亦有全面实施单剂用药的相关要求。以往的住院药房口服药品手工摆药虽存在诸多不足，但"按顿发药"已体现出单剂量服务的理念。2003年左右，包药机开始引入我国住院药房，目前在国内已完成数代机型的更新，真正实现了优质的口服药品单剂量服务理念，临床和患者的满意度得到了显著提升。随着1999年我国第一个静脉用药调配中心的成立,尤其是2010年《静脉用药集中调配质量管理规范》发布以来,国内有越来越多的医院实行注射剂的单剂量服务,即集中管理、用前配制、批次发放、立即可用,使临床获得了最佳的注射剂用药体验。

另外,近年来国内已有部分医院将病区包药机用于门诊药房,患者可以自行选择是否单剂量包装,这既可节约药品资源,也符合医保管控的要求。此外,还有一些门诊药房在积极探索更为优质的单剂量发药服务,如针对需要服用多种慢性病药物的患者,药房可以在用药重整服务之后,借助一定的设施或器具等提供分剂量包装服务以及智能的服药提醒等拓展服务。

4. 用药咨询与交代体系

凡是与患者有密切接触的岗位都是有生命的,是不会被未来社会所淘汰的。医院药房的窗口调剂具有终端性、瞬时性和随机性的特点,同时又具有延伸性、重复性、规律性和服务性的特点。传统调剂注重"物"的传递,而缺失对"人"的关注,如"用药"信息的主动交流不足,而被动的用药咨询相对较多。近年来,药师转型备受业内外关注,其中最具代表性的一点就是在药房理念上提出构建用药咨询与交代体系,实现了个体、专业、可及的用药交代。

(1)多级多维的用药指导体系探索 基于患者健康素养的差异以及当前我国医院患者众多、药师工作强度大等因素,一些医院药房已在探索综合运用信息技术对用药指导进行多级多维体系设计来解决用药指导信息不能有效传递等关键性问题。"多级"体现在对患者进行分级,对药品的重要性进行分级,并根据分级进行不同层次的用药指导服务,如简单级别的可用标签提示,中等级别的另加窗口药师口头用药交代,复杂级别的给予用药指导单,特殊级别的可咨询窗口或由药学门诊给予专门的用药指导。"多维"体现在多样化的用药指导实现途径或载体,包括口头交代、用药标签、用药指导单、漫画等宣教材料,以及自助式、触摸式、交互式药物查询系统等,而随着医院或药房微信公众号的推出,还可将用药指导和调剂与微信进行关联,可以说用药指导已进入"微时代"。

(2)多元化用药咨询和指导的发展 用药咨询是药师发挥专业技能的重要形式之一。早期的药房一般设有药物咨询电话,可以解答患者或临床用药疑问。在21世纪初,我国许多门诊药房纷纷开辟咨询窗口,有条件的医院在调剂窗口附近还设立用药咨询室,这些都被纳入等级医院评审条款中,足见政府和行业对此十分重视,因而有些医院非常强调用药咨询的发展,且药师需要通过竞聘才能上岗。随着我国临床药师职业的快速发展,对住院患者开展床边用药教育以及对出院患者进行用药宣教已成为药师的日常工作内容之一。近年来,在提供上述药学咨询服务的基础上,哮喘、疼痛、抗凝以及慢性病(如糖尿病、高血压等)管理等药学门诊在许多医院应运而生,其工作理念已与国际接轨。此外,一些医院还将咨询服务关口前移,将咨询服务推广到社区,走向家庭和社会,如开设药师社区门诊、常态化的社区或学校用药讲堂等。另外,通过互联网解答寻医问药问题也是实现多元化用药咨询和指导的一条必不可少的途径,而个别有偿服务的咨询平台亦正在探索药师价值和患者需求的良性结合。

5. 医嘱和处方审核体系

药师转型在理念沿革上同时还体现在药师在把关合理用药方面从传统药房时期的旁观者变为责任人。药师是处方合理性的守门员,审方是药师的职责。2007年卫生部发布的《处方管理办法》再次提出"四查十对"要求,规定药师应当对处方用药的适宜性进行审核。近年来,有些医院提出了前置审方的工作模式。目前,医嘱和处方审核均已纳入等级医院评审标准。2017年,浙江省在多方推动下提出了处方审核的首个地方质量标准,并率先在业内组织审方药师的岗前培训。虽然目前合理用药软件的功能不尽完善,但仍有力推动了医院处方审核理念的更新,而静脉用药调配中心的建立为医院处方审核流程的完善提供了契机。因此,任何一家医院的药房在流程设计中首先离不开处方审核流程的嵌入和整合;而且,随着信息技术的智能化、审方服务的集中化,国外药品福利管理(PBM)模式下的远程审方平台、区域审方中心等亦将涌现。

6. 一站式集约化流程再造

在现实世界中,患者的就医过程是连续的、整体的,不局限于诊疗、收费、取药等某一环节。换位思考,以全程化思维来看待医院服务,其会有更多可改善之处。一站式真正体现了"以患者为中心"的服务理念,从单个部门局部流程的改造到跨部门、多学科的集约化、高层次流程再造,秉承"安全、高效、节约、人文"的理念,创造一个外延、主动、包容、整合的格局,最终实现"最多跑一次"的目标,让患者少动、医务人员多动,以使患者获得最佳的就医体验。例如,随着人工收费窗口的逐渐萎缩,将出院结账的部分收费窗口改造成出院带药集散中心,患者在出院结账的同时可立即完成出院带药的领取,并享受到临床药师专业的用药交代,而护理也因此从出院带药工作中解放出来并回归临床,药师则体会到了专业服务的价值感。一站式出院带药服务可以达到多方共赢的局面,这种"大理念、小举措、大成效"的服务是值得借鉴的。以此为启发,一站式在医院药事服务流程重整中将大有空间,如一站式的透析患者管理、一站式的病例讨论模式、一站式的用药安全管理、一站式的用药科普宣教等。

四、管理沿革

传统药房侧重于完成配发任务的调剂工作,但随着药学的发展,其技术特性和管理属性逐渐被自身和外界所重视。自21世纪初以来,药房管理在医疗管理中占据着重要地位,优秀的药房管理经验往往会给医院管理带来启发,如品管圈、PDCA等许多质量管理工具往往率先在医院药房进行实践和应用。另外,药房管理还兼顾全程理念、经营特性、人文需求等,这些方面也需要不断进行探索和实践。

1. 质量管理理念

纵观医院药学的发展历史我们可以发现,质量管理理念是如何从无到有,如何从局限于药品质量管理到医院药事管理,并不断走向规范化、标准化、科学化和同质化的。

(1)规范化 1984年《中华人民共和国药品管理法》颁布,2000年《医疗机构制剂配制质量管理规范(试行)》出台。这一时期质量管理主要集中在药品质量方面。进入21世纪,随着《医疗机构药事管理暂行规定》《药物临床试验质量管理规范》《抗菌药物临床应用指导原则》《处方管理办法》《静脉用药集中调配质量管理规范》《医疗机构质量管理办法》等一系列管理规范、管理办法、指导原则的相继出台,包括医院药学在内的我国医疗服务已进入全面质量管理的时代。

(2)标准化 随着各种规范性文件、政策的出台,以及医院等级评审、JCI、ISO 9000、IQIP评审、HIMSS评级的推行,医院药房的标准化体系开始逐步建立并不断完善,包括药事管理各项制度、标准操作规范、岗位职责等,有效促进了法律法规的贯彻落实,推动了医院药学的学科发展以及现代化药房的建设。而药事管理与药物治疗委员会的合理组建和有效运行也是实现质量管理标准化的重要保证。另外,国家、省(区、市)、市、县各级医院药事管理质量控制中心的网络构建也有力推动了医院药事管理质量的控制与评价标准的建立和实施。

(3)科学化 近十年来,随着持续质量改进理念的深入,追踪方法学、PDCA

循环的实施,我国医院药事管理走上了科学化管理的大道。5S管理、6σ管理、品管圈、失效模式分析、精益管理等理论与方法相继被应用于药学管理实践中,这大大丰富了人们对药学服务内涵和层次的理解,丰富了药学服务质量评价的手段,尤其是在2007年品管圈被引入我国医疗机构后,这种药师自动自发、自下而上、自觉的管理工具在医院药学工作中得到了很好的应用,并走在了各学科的前列,通过学习、交流和竞赛,有力地促进了医院药学管理的科学化进程。

（4）同质化　质量管理理念的最终要求是做到同质化的管理,所有员工统一标准、统一行动,就如药事管理在药房内或药房外,在医院的任何地方,其管理都是一致的。走出医院药房,借助省(区、市)、市、县三级药事管理质控网络,甚至可以推动许多药事管理的标准在省(区、市)内医疗机构中同质化推行,如高危药品管理、皮试药品管理、重点监控药品管理、手术室药品管理等。

2. 全程管理理念

（1）药品全程闭环管理　传统药房的业务和视角一般只停留于药房的内部,而随着"药事管理"概念的提出,医院药房的工作范畴涉及药品院内流通的各个环节,包括:前端——药品的配送、批号的管理、温湿度的追踪;后端——药品质量、疗效和不良反应的评价。另外,HIMSS 6级标准提出,药品管理应做到基于条码化的闭环管理。因此,利用计算机信息技术和互联网、物联网技术进行高危药品、特殊管理药品的智能化管理,用药溯源追踪管理、冷链管理等面向药品的全程闭环管理,成为医院药房日常工作的主要内容。

另外,医院药房的工作范畴还外延到临床、院外家庭等,如病房备用药管理、麻醉手术用药管理、患者院外自带药品的管理以及家庭备用药管理等。

（2）药学服务的全程化　药学服务的全程化是一种横向角度到边(以合理用药为主),纵向角度到底(以患者为中心)的服务理念;药学服务的全程化是院前、院中、院后全方位的服务,是从患者导向走向公众导向的全人全生命周期的服务。例如,2017年患者十大安全用药目标提出用药重整,而用药重整就是全程化的药学服务。HIMSS 7级标准要求医院实现用药整合,即将院前用药、门诊用药、住院用药、术中用药、出院带药、随访用药等作为药嘱数据全部整合在一起,做到信息共享,实现患者用药信息和药师用药监管的连续性。

3. 经营管理理念

（1）药品价值　以药品为核心的经济管理包含数量管理与金额管理。传统药房以"金额管理、数量统计、实耗实销"为管理手段。而随着自动化技术的运用,药房从"金额管理"向"数量管理"模式转变,最终实现"批号管理"模式的最高目标。但就药师价值而言,在尚未实行药品零差率的传统药房管理时期,以药品为核心的经济管理或多或少会将药品的价值混淆为药师的价值。

（2）服务价值　随着药品零加成政策的实施,药品的价值被弱化,药师服务的价值需要得到回归和认可。因此,医院药房经营管理的理念也在发生转变,原来以利润为导向的药事管理模式将转变为药学服务收费的模式,通过提供优质的药学服务,如静脉用药集中调配、医嘱审核、药学门诊、用药咨询、临床药师可量化的药学服务等,将药师服务的价值价格化,来推动药房的可持续化发展。

4. 人本管理理念

传统的药房管理重物轻人,往往停留于粗放的人力管理阶段。至20世纪90年代末,我国兴起了一股医院规模扩大的浪潮,其中药师人数也明显增加,在大多数医院,药房成为医院最大的部门。但是,在严峻的医改形势下,医院面临着如何管理好数量庞大的药师队伍,如何以员工为核心发展学科这样巨大的挑战。三角理论提出,组织持续成功＝战略×组织能力,而组织能力分为员工的思维模式（愿不愿意）、员工能力（会不会）以及员工的治理方式（允不允许）三个方面。近年来,我国医院药房的人本管理理念的转变其实离不开在这三个维度上的实践和努力。

（1）员工的思维模式　如通过绩效考核、多元激励等政策、措施的实施来促进药师主观能动性的发挥,吸引优秀的药学人才,使药学人员结构更趋合理,并提升药学工作的整体水平。而各种先进管理理念和信息技术的运用可以使绩效考核更加科学,如静脉用药调配中心各环节工作量的精益计算、临床药师可量化的工作站建设等也是目前药房管理中重要的实践课题。

（2）员工能力　从组织战略发展的需要出发,近年来许多医院或者地方药学会积极探讨通过开展科学的医院药师岗位胜任能力评价,使药师的素养和能力得到提升,综合竞争力得到增强,实际业绩不断得到提高。2016年,广东省药学会制定了《医院药师能力素质模型》,对全国医院药房药师能力的建设具有很大的启发和借鉴意义。

（3）员工的治理方式　医院如何允许或者创造条件来引导药师积极地参与药房建设也是药房管理者的管理重点。传统的药房岗位采用领导任命制,只上不下;而近年来,多数医院相继实行岗位竞聘制度,倡导能上能下的机制,表明了药房管理者开放式管理的态度;此外,也有医院在探索制定药师职业生涯规划,并开展与之相适应的培训,这些都是积极的人本管理的改良举措,当然其中将会运用许多信息技术。

五、技术沿革

进入21世纪,我国许多医院药房开始打造现代医院药房体系,这得益于快速发展的信息技术和自动化技术以及互联网、物联网技术,其内涵离不开人性化的思考,表现形式为智慧化、智能化。以下技术在药房的发展过程中均发挥了重要的作用,有些甚至彻底改变了药房的工作模式和流程。

1. 计算机网络化管理

药品的网络化管理以药品编码体系为基础,可以合理、全面、准确地记录药品从验收入库到门(急)诊、住院药房、临床科室及患者的整个流通环节所产生的信息,可随时存储并查询药品库存、药品流向和药品使用消耗等方面的信息。

早在20世纪60年代,美国即开展医院信息化建设;至70年代,HIS进入了高速发展期。我国医院药房的信息化建设可分为以下几个阶段:一是单机阶段,起始于20世纪80年代末90年代初。这一阶段采用终端方式,以小型机为主,当时只有少数几家大型综合性医院和教学医院拥有计算机,且主要用于数据的计算与储存。二是部门级系统应用阶段。在20世纪90年代中期,一些医院开始建设小型局域网,这是一种基于部门管理的小型网络管理系统,主要用于药品的收费管理。三是全系统应用阶段,于20世纪90年代末逐步展开。计算机网络化管理实现了门诊、病房、药房、医技、后勤管理的一体化,显著提高了工作质量和工作效率。计算机网络化管理有效地实现了药品的"物"的管理,其主要表现在于从药师手工划价向计算机计费的转变。总体而言,进入21世纪,计算机网络化管理技术并未再发生本质性的变化,但国内药房系统作为HIS的一部分,除"军卫一号"系统在军队医疗体系全面运行外,其余国内药房系统均存在各家医院各自开发、未能全国统一、数据无法共享等现实问题,给近年来兴起的依赖大数据的药事管理工作造成了很大的限制。另外,为满足目前分级诊疗、双下沉等发展的需要,为适应未来区域性、集约化药学服务的需求,HIS突破单医院的限制,信息共享,统一标准,实行区域化、集约化的设计开发是十分必要的。

2. 自动化药房调剂设备

在HIS建设和条码技术的基础上,我国药品管理和药房的数字化建设也得以逐步发展。与传统的医院药房模式相比,自动化模式将使医院药房从内部管理到对外服务在整体上提升到一个新的层次,也使医院药房的调剂工作发生了革命性的改变。20世纪90年代,德国、美国、日本等发达国家就已开展药房自动化方面的研究,并研制出诸多与本国医院药房配套的自动化设备。

自21世纪初以来,以病区口服药品包药机和门诊智能配发系统(发药机、暂存柜、智能亮灯设备、传送设备等)为标志的数字化药房项目得到了快速推广,该系统提供了新型药房药品管理模式,深化了医院药品管理体系,大大提高了用药的安全性,也提升了品牌服务和医院的整体形象,从而取得了很大的社会效益和经济效益,同时也带动了药房人力、物力管理的优化与重构。随着数字化医院建设的推进,更多配套的自动化调剂设备(如注射剂自动摆药机、机器人配药机、送药机器人、病区特殊管理药品自动调剂柜、病区智能柜等)不断得到引进和应用,将会带来更新的调剂模式和更多的药房管理变革。当然,受制于各家医院的调剂工作量、场地、经营思路等,各种自动化设备的引进和应用还需要经过科学的论证和选择。另外,机器始终只是技术的载体,其核心灵魂仍需药师根据实际需求不断地赋予,唯有人机结合,方能达到自动化设备效益的最大化。

3. 现代仓储物流系统

随着信息技术的快速发展以及国家对药品监管力度的不断加强,目前我国药品批发企业普遍建立起以仓储智能运算、电子标签和传送带为主要内容的现代仓储物流系统,大大提高了仓储与物流的效率和质量。当前,药品的采购、储存、供应和调剂仍是医院药房日常繁重工作的主要内容。为了将传统的药品保障工作现代化,自21世纪初以来,许多药房管理者积极地向大型物流公司和现代服务企业学习,应用信息技术,做到药品供应链的全过程可追踪和溯源,以提高过程管理水平和工作质量。此外,也有许多医院与药品批发企业建立战略伙伴关系,开展药库"零库存"、物流供应链的延伸等项目,其核心内容之一即是基于药品批发企业的先进库存管理技术、条码技术和射频技术的医院药品采购与供应链管理的优化提升。当然,医院药房的仓储不局限于药库,门诊药房、住院药房、静脉用药调配中心等二级部门均涉及内部仓储管理和向外物流输送的问题,自动化药房设备在一定程度上完成自动调剂的同时也优化了仓储功能,而小车物流、传送带、炮弹物流传输等也是目前解决院内药品物流问题的较好方案。

4. 智慧给药管理系统

药物治疗环节"五正确"，即正确的药物、正确的剂量、正确的用药途径、正确的用药时间、正确的患者。传统的药房工作模式大多依赖纸质和手工记录，工作强度高、安全隐患较大。而智慧给药管理系统利用条码及其他自动识别技术，整合硬件和软件，可以实现接收、显示患者和药物信息的功能，为护士实时记录准确的给药时间、用药结束时间，给予用药注意事项等提供了方便。该系统主要是将护士身份牌上的条码、床边的药品和患者的身份识别码（如腕带）关联起来进行核对。智慧给药管理系统的具体硬件包括掌上电脑（PDA）、平板电脑、移动护理车固定扫描设备等，其实施效果还依赖于医院无线网络的畅通程度。

5. 医院药学信息系统

（1）临床决策支持系统（CDSS）　如何提升医院合理用药水平是医院药学转型发展的一项重要任务。因此，医嘱审核、处方点评成为药学工作的关键内容，而人机结合可以为药学工作的顺利开展提供良好的保障，并在一定程度上弥补当前药师人才队伍和知识结构的不足。自21世纪初以来，一些专注于合理用药软件研发的公司提供了以"知识库"为基础的临床合理用药监测系统（PASS）等工具。这些工具一般采用嵌入HIS的模式运行，其对临床具有积极的意义，但也存在与临床需求匹配度不高、预警提示"疲劳"的缺陷。因此，当前许多医院还在积极开发临床决策支持系统。该系统是一个辅助决策者通过数据、模型和知识，以人机交互方式进行半结构化或非结构化决策的计算机应用系统。临床决策支持系统的核心功能是"预警"和"控制"，这是HIS自带的、极具个性化的一项功能，如可以实现用药最大量管控、儿科用药智能计算、药品和检验检查关系的提醒、药物溶媒的选择、抗菌药物等特殊药品使用的管控、部分诊断组的控制等。

（2）临床药学办公系统　随着医院药学向"以患者为中心"服务模式的转变，越来越多的药师进入临床开展合理用药的相关工作。由于缺少电子化的办公系统，药师的日常工作主要以手工完成，因此工作效率和质量还有待提高，工作也较难进行量化。近十年来，许多医院药房在积极探索研发临床药学办公系统或移动药师查房系统，目前已有一些比较成熟的案例。该类系统主要通过与

HIS无线网络有机嵌合,将临床药师日常药学监护中的患者入院评估、用药医嘱重整、药学监护计划制订和执行、用药建议的多学科讨论、患者用药教育、会诊记录及工作药历等进行电子化,从药学角度量化评估患者的监护等级,从而实现监护患者的动态分层。该类系统的应用既可以提高临床药师的工作质量和工作效率,进一步规范临床药师在病区工作的内容和流程,也有利于提高绩效管理的水平。

6. 药学+互联网服务信息技术

随着互联网技术的快速发展,药学服务的内涵得到了重塑,并衍生出"云医院""云药房""云药箱""云药学"等概念。互联网拓展了远程审方、用药指导"微时代"的药师职能空间,药师可以结合药学网站和用药资讯平台建设,开展多媒体时代的药学服务。当然,真正实施有效的药学+互联网服务还离不开患者信息的真正共享,包括医院各个科室之间、各家医院之间,以及医院与社区、医疗保险、卫生行政部门等的信息共享。

第二节　我国医院药房的现状

随着社会的不断发展和技术的快速进步,以及医药卫生体制改革的不断深入,医院药学面临着各种各样的内外压力,并进入新的发展时期。从历史沿革来看,医院药学的总体趋势仍是科技进步促进学科发展。当前,医院药房主要面临政策、市场、行业和社会四个层面的外部压力,医院药学需顺势而为,因势而动,采用前瞻性的策略,通过现代化的技术创新,对药房流程进行有效重组,以现状为基点,传承发展,提升学科地位。

一、政策层面

1. "三医"联动下的顶层政策

（1）医药　随着医药卫生体制改革的不断深入,医药分业将成为医院改革的重点之一。2012年的新医改方案、2013年印发的《国务院关于促进健康服务业发展的若干意见》、十八届三中全会发布的《中共中央关于全面深化改革若干重大问题的决定》等均明确要求打破"以药补医"的机制。医药分家不分业,医院中的医和药从经济上走向分开,但在技术服务上仍将紧密结合。自2012年以来,新医改政策的核心内容就是破除已在我国实行了近60年的医院药品加成政策,即实施医院药品零差率,向患者平价销售(公立医院补偿由服务收费、药品加成收入和财政补助三个渠道改为服务收费和财政补助两个渠道)。2017年,我国医院已全部实施药品零差率政策。近年来,一系列药品流通领域的改革组合拳陆续推出,如三流合一、两票制等,形成改革闭环,共推医药分业。因此,无论在形式上还是实质上,这些新政策都会给医院药学与医院管理的关系带来诸多影响。医院药品收入和利润的减少,是否对药学部门在管理上实行药房剥离、药房托管、药事外包产生影响,医院药学部门是否被弱化,医院药学学科是否被边缘化等问题引起了药学领域的广泛关注。但总的来说,药品零差率等新政策针对的是"药"而不是"人",通过靠药品的收费向靠服务的收费转变,以倒逼方式将医院药学的发展融入国家卫生事业的总体要求中。

(2)医疗 作为新医改的核心内容,分级诊疗、双下沉等医疗层面的改革正在我国深入实施,而"大健康""健康中国"等概念的正式提出与不断推进,也为卫生事业带来了巨大的变化。分级诊疗使业态和市场重新分配,原有上下级医院的工作现状会发生变化,如不同层次医院的门诊量会发生不同的改变,三级医院的门诊量可能逐步萎缩,传统药学工作需要从做浅做多做量向做深做优做强转变。另外,在医联体时代,临床科室和检验、放射等医技科室已较好地融入改革。但药师如何下沉?是否建立药联体,甚至与药店建立联动机制?此外,慢性病管理、精准给药等也是医院药房今后的业务内容。当前,医院药房亟须与时俱进,进一步革新技术重组流程和提升服务。

(3)医保 长期以来,我国医疗保险一直采用后付费模式,医疗机构按照诊疗项目收费,在患者治疗结束后,医疗保险机构依据患者发生的实际费用进行支付。这种传统的付费模式会直接诱导医疗机构实施过度医疗,从而增加患者的治疗费用。当今许多发达国家已经采用较为合理的预付费制度。20世纪90年代末,我国部分地区尝试了总额预付的方式。21世纪初,我国部分省(区、市)开始实施按病种收费管理试点工作,并在国内逐步开展。2017年,浙江省提出107个病种实行单病种付费。2011年,北京6家医院借鉴国际经验率先推行按病种分组付费(DRGs),该付费模式尽可能考虑到每位患者的个体差异性,更加科学、合理,故将是今后我国付费模式改革的发展方向。另外,医保支付价也是目前医保改革的热点之一。付费制度改革将直接影响医疗机构的诊疗行为,特别是对药品使用会产生巨大影响,药品使用从做加法向做减法转变。因此,一场新的医院药学改革正悄然而至。医院药学如何适应这种改革,在降低医疗总费用的前提下确保药学服务的质量是摆在医院管理者面前的一个重要课题。

2. 药学行业的政策环境

(1)身份 《中华人民共和国药品管理法》《医疗机构药事管理规定》《处方管理办法》等相关法律、法规已对医院药学部门做了明确的定位:既是负责药品供应管理和使用监督的职能单位,又是药学研究和应用的专业技术科室。世界卫生组织(WHO)和国际药学联合会(FIP)曾提出"八星药师"的目标。目前,我国《中华人民共和国药师法》正在酝酿中。随着该法的出台,药师的身份将更加被认可,责、权、利将更加明确。

(2)价值 新医改后医院药学处境尴尬,主要表现在医院药师的服务项目缺失、临床药学更加难以量化、药师价值无法完全通过价格体现等方面,从而制约了学科的发展。《全国医疗服务价格项目规范(2012年版)》中与医院药学有关的收费项目只有血药浓度监测、抗肿瘤化疗药物/肠外营养液集中配制、中药调配加工等,而西药调配、用药服务、临床药学等尚未提及。部分医院药学门诊或药学咨询平台等收费与广东、山东、云南等实行的PIVAS服务收费虽然已跨出了谋求药师价值体现的实践之路,但总体来说,在药品零差率政策实施后,药学行业为探索合理的补偿途径,建立药师激励机制,所呼吁的药事服务费尚未有各级政策的明文规定,还只是个别试点进行探索或多以医事服务费的名义出现。2017年,国家卫计委发布的《关于加强药事管理转变药学服务模式的通知》再次明确了药师在医疗服务中的重要性。随着药师分工更加明确,药师服务技术能力的不断提升,药师价值价格化为时不远。

二、市场层面

1. 流通行业介入

随着医院药学逐渐变为成本中心,以及医药分业的不断推行,我国部分医院开始以多种形式与流通企业或大型社会药店展开合作,从最初的药库托管(零库存)到门诊药房甚至病区药房的托管,也有个别门诊药房社会化或药房剥离等。药房托管最常见的实现方式是物流供应链的延伸,即配送企业将药品的物流延伸到药品销售环节,这大幅降低了管理成本,将"硬支出"变成了"零库存"。在此过程中,配送企业会引入现代化的调剂设备,进一步从机器服务发展到人力托管,即针对日常技术含量低的调剂等工作,由配送企业直接提供大量的技工服务,从而实现了药房人员构成向多元化发展,促进原有医院药师服务阵地向临床转移,其中比较成功的案例有上海部分医院提出的医院供应链创新服务(SPD)项目。另外,随着第三方饮片代煎服务的平台化发展,中药房的饮片调剂也发生了流通上的变革。

2. 药学服务竞争

新医改鼓励社会医疗的发展,努力构建公立医院与非公立医院相互促进、共同发展的格局。在当前医院药学倒逼改革的背景下,部分优秀的医院药学人员离开公立医院,或加入高品质的私立医院,为私立医院患者提供更加优质的、人性化的药学服务;或加入一些药事服务公司、合理用药公司、慢性病服务公司等。这些公司拥有大数据、网络信息等更为先进的技术、能力,以期构建如国外PBM等未来医疗、医药、医保三医联动的模式。这些体制外的机构更具竞争意识、主动意识和创新意识,人力资源变革更加灵活,它们将与公立医院抢占未来药学服务的广阔市场,竞争药学服务的高点。

3. 药品外流趋多

在欧美发达国家,医院一般只设住院药房,而不设门诊药房,门诊患者必须到药店购药;同时,药店广泛地参与医疗保险业务,也是医疗保险最重要的终端,因此每年零售终端处方药与非处方药的销售额均十分巨大,而药店也发展成为重要的社交场所和社区健康中心。虽然我国一直允许医院处方外流,但因医院、药店和患者三方各自的心态、能力导致处方分流的情况并不多见。药品零差率推进了门诊药房的社会化进程。随着我国社会药店的转型发展、执业药师的能力建设、医疗保险等的有效对接,门诊药房"跑方"、药品销售以社会药店为主的局面即将到来,加之互联网医院、互联网药店的不断探索和发展,传统的医院药房将面临严峻的挑战。

三、行业层面

1. 药学知识体系有待改良

长期以来,我国药学学校教育十分落后,课程设置局限,以学习药学理论,尤其是以化学为主,临床药学知识匮乏,与医院药学服务的工作性质不相符合,导致药师的临床业务水平有限。环视世界,美国的药师培养模式是值得我们借鉴的。近年来,我国部分医药院校开始重视临床药学的专业教育,加之从2004年起我国不断构建规范化的临床药师培养体系,注重以实践带动教学,由此我国临床药师的学习教育、临床培训机制逐渐与国外先进的药师培养模式接轨。当然,未来的药师将会分层化发展,医院药房应避免出现过度强调临床药师而轻调剂药师的局面。对于调剂药师,包括今后大量出现的药学技工,也需尽快构建相对应的教育培训体系。

2. 药学管理体系有待统一

长期以来,我国药师被分成多个独立的群体,如医院药房由卫生行政部门主管,而药厂、药店则由药品监督管理部门主管,采取了两套体系平行发展。药厂与药店的生产和经营分别受《药品生产质量管理规范》《药品经营质量管理规范》的监管,因此多从药品质量的角度出发,准入资格虽然都需要配备执业药师,但他们的专业层次不一,且缺少临床药学服务的经验;而医院药房以保障临床药品供应为主,但药品质量管理方面没有相关的质量管理规范,且近年来工作重心正在向技术性的药学服务过渡,医院药师无须执业准入,职称晋升是其职业发展的主要内容。药学的两条腿发展削弱了药师的整体力量,限制了学科的快速发展,因此亟须我们构建医院药师和社会药师共建机制,促进两者融合发展。

3. 药学行业合力有待加强

在医疗过程中,各种指南、共识都是统一临床医生行为的工具,能有效地形成行业合力。相比之下,药学行业虽有一些管理标准,但缺少全行业统一制定的、能定期更新的、细化可操作的专业技术标准,通常由各医疗机构自行探讨,故行业合力弱,导致行业效率偏低。

4. 药品身份编码有待实施

目前,我国尚未对药品进行统一的身份编码,导致无法有效地实现药品流通、药品使用和药品监管全程溯源式的闭环管理,给药品安全和药学服务带来的负面影响是十分显著的。因此,药品身份编码需尽快在行业内推行。

四、社会层面

当前，人类社会迎来了新一次技术革命，人工智能时代即将到来。传统的调剂服务以及专业的临床药学服务都将发生巨大的变化。未来已来，如何运用新技术、新理念，化危机为机遇，是目前药学行业和药师个人需要思考的问题。社会在发展，我国社会的主要矛盾已从人们日益增长的物质文化需求同落后的生产力之间的矛盾转变为人们对美好生活的需求同发展不平衡、不充分之间的矛盾。美好的生活是公众的期盼，"最多跑一次"等许多新理念应运而生。此外，如何以公众为导向提供优质的药学服务，让公众更具获得感也是药学行业需要思考的问题。

第三节　未来药房的发展趋势

药房智能化、自动化管理是未来药房发展的趋势，随着医改的推进及"互联网＋"的发展，药房的智能化技术也需要不断变革，以便在传统药房服务领域实现精准智能调剂、全闭环院内物流服务、合理用药服务，同时实现业务场景的扩容，包括线上线下一体化、院外院内一体化、智能药柜药师一体化等，其中线上、院外和智能药柜（智能取药）将在未来医院药房中得到更多的体现。

自动发药机、药品智能存取、拆零药柜、智能货架、智能药柜及个性化的调剂管理系统将成为未来药房的重要元素，甚至可能出现一种药房机器人，它可以查阅患者病历，清点药品，给药品贴上标签，还能为患者打印用药指导单。而医院药房智能化建设也将面临转型升级的需求，目标是全面、全程、闭环、专业、移动、集成，即：①从人工智能的"部分应用"向"全面应用"转变；②从药房"零散信息"向"数据融合"转变，特别是建立医院药学或区域医院药学数据中心；③从对象的"事务处理"向"智能应用"转变，包括智能临床决策支持、应用场景一体化和调剂智能化。进一步来看，未来医院药房的发展趋势包括智能化、数据化、互联网化、协同化和个性化（见图1－1）。

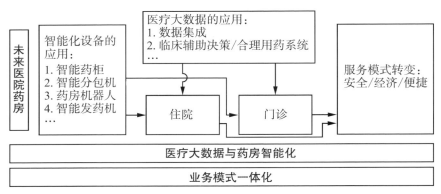

图 1 - 1　未来医院药房示意图

医院药房未来的发展离不开人工智能和大数据的应用,大数据是人工智能的基础,有了大数据才可能有人工智能。医院药房的数据梳理将以患者为中心、以临床为核心、以医嘱为主线。随着患者流、医嘱流、费用流、物资流数据的关联、集成以及互联互通,医院药房最终将实现以医嘱驱动数据管理。

智能化在医院药房的运用将给行业带来越来越多的影响,其运用范围越广,药师就越能专注于那些只有人类才能处理的事物,如为患者提供建议,以及与医生合作,确保医生开出的处方是正确的。有证据表明,药师能够利用自身药学知识的时间越多,患者的治疗情况就越好。

此外,未来医院药房的互联网思维也将给药学行业带来变革,"以服务患者为核心"是未来医院药房应当具备的思维模式。而围绕这一主题,医院药房将结合互联网、移动传感技术,协调医疗服务体系中各方的核心诉求,建立起包括患者、医院、药企、社保等多方的对接,且使线上和线下资源有机结合的全新的医疗生态系统。医院信息化、区域医疗信息的共享以及移动传感技术的进步将带来医疗数据的爆炸性增长。随着对结构性和非结构性医疗数据(如医学影像、照片等)分析能力的增强,医疗服务体系将实现从数据收集到数据分析再到数据应用的过渡,大数据将渗透到医疗体系的每一个环节中,并改变每个参与的主体,最终引领医院药房系统进入智慧时代。

第二章 流程重组

第一节 概　述

　　自20世纪90年代以来,流程重组已成为一个备受关注的研究热点。信息技术的发展、竞争的加剧及顾客需求的个性化等都对组织管理提出了更高的要求,传统的职能型分工已无法适应这种发展趋势,必须组建新的组织形态以适应信息化的发展,流程重组思想由此诞生。

　　现代社会发展日新月异,信息瞬息万变,顾客需求日益增加,市场竞争日趋激烈。在这样的背景下,业务流程重组(BPR)的思想应运而生,并迅速成为席卷全球的一种重要的管理学理论和实践方法。BPR主要强调对组织现有的核心业务流程进行颠覆性的再思考和设计,从而使组织的资源实现以流程为中心的再次整合,最终达到提高组织的运营效率和经营业绩的目的。

　　医院药房是医院医疗工作的重要组成部分,对于维护医疗安全、保证医疗质量具有重要的作用。随着医改的不断深入,"药品零差率""医事服务费""两票制""药房托管"等一系列关键词也不断出现,这意味着医院药房正处于医改的风口浪尖。面对新的医改形势,医院药房面临着前所未有的挑战,而医院药房流程重组(PPR)通过调整现有的工作模式,对药房进行流程的再造与整合,从而实现医院药房的科学发展,使其适应时代的潮流。

一、流程的概念

　　"流程"一词在《现代汉语词典》(第7版)中的解释为:①水流的路程;②工艺流程的简称。在《牛津英语大词典》中"流程"的定义如下:一个或一系列连续有规律的行动,这些行动以确定的方式发生或执行,导致特定结果的实现——一个或一系列连续的操作(operation)。流程是由许多独立的环节构成的,是一个从输入到输出的过程,中间需要很多辅助内容去完善流程,这个过程可以有本质的改变,也可以只是一个完善的过程。流程对输入的处理可能是将它转变(transform)成输出、转换(transfer)成输出,或仅仅照料其通过,以原样输出。

流程有以下四个主要因素:一是人员,也就是流程的实施者;二是活动,即在流程过程中做了什么事情,是如何去做的;三是起点和终点之间的连接方式,即流程中的各种活动之间是如何串联起来的;四是活动中用到的方法,如信息技术等。

流程具有以下两个主要特征:一是需要顾客,顾客既可以是内部的,也可以是外部的;二是没有界限,它可以跨越不同的组织,一般情况下与正式组织结构相互独立。

流程按工作内容可分为管理流程和业务流程。管理流程是管理工作之间传递或转移的动态过程,是业务流程增值过程的支撑体系。通常提到的流程一般是指业务流程(business process),是为了达到特定的价值目标而由不同的人共同完成的一系列活动。活动之间不仅有严格的先后顺序限定,而且活动的内容、方式、责任等也有明确的安排和界定,以使不同活动在不同岗位、角色之间进行转手交接成为可能。活动与活动之间在时间和空间上的转移可以有较大的跨度。

迈克尔·哈默与詹姆斯·钱皮曾给予业务流程一个经典的定义:我们定义某一组活动为一个业务流程,这组活动有一个或多个输入,输出一个或多个结果,这些结果对顾客来说是一种增值。简而言之,业务流程是企业中一系列创造价值的活动的组合。

二、流程重组的发展

业务流程重组经历了三个阶段的发展:第一阶段是萌芽阶段,产生于20世纪初到80年代,这一阶段的特点是把各个单独的环节综合表现成一种职能管理的手段;第二阶段是初期阶段,产生于20世纪90年代到20世纪末,特点是迈克尔·哈默提出的"工作流管理",这时流程管理才被企业所重视;第三阶段是成熟阶段,产生于20世纪末至今,特点是运用信息化管理、企业资源计划(ERP)等方式实现流程管理的规范化和标准化。

20世纪80年代,随着市场竞争的日益激烈,信息技术的迅速发展,全球化浪潮一浪高过一浪，基于"3C"［顾客（customer）、竞争（competition）和变革（change）］的三股力量使企业所处的环境发生了巨大变化，原有的"科层制管理"造成的流程分工过细、追求局部效率、流程环节冗长、部门壁垒森严、忽视顾客利益等弊端使其越来越难以适应企业的发展。因此，企业环境的变化和企业管理的实践成为企业管理理论发展的催化剂，业务流程重组理论由此诞生了。

1990年，美国麻省理工学院迈克尔·哈默教授在《哈佛商业评论》（*Harvard Business Review*）上发表了一篇题为《再造：不是自动化改造而是推倒重来》（*Reengineering work：don't automate，obliterate*）的文章，文中提出的再造思想开创了一场新的管理革命。1993年，迈克尔·哈默和詹姆斯·钱皮在其著作《企业再造》（*Reengineering the Corporation*）中提到，用亚当·斯密（Adam Smith，经济学的主要创立者）劳动分工的思想建立企业及进行企业管理，这一思想在二百多年来一直为人们所遵循，即将工作按照最基本和最简单的动作分解来做；而围绕这样的理念来管理公司，即重新整合工作任务，使工作流程首尾贯通，他们提出了业务流程重组（BPR）理论，也称业务流程再造。他们给予 BPR 如下定义："为了飞跃性地改善质量、成本、服务、效率等现代企业的经营基础，必须对业务流程进行根本性的重新思考和对业务流程进行彻底性的重新设计。"它的基本思想就是彻底改变传统的工作方式，也就是从根本上改变从工业革命开始的传统的按照分工原则，将一项完整的工作拆分成若干各自相对独立的部门，然后依次进行工作或分成若干不同内容工作的方式。

关于 BPR 的定义较多，如一些学者认为 BPR 是利用信息技术彻底改变组织流程，从而实现主要业务目标的一种方法性流程；另一些学者的看法是 BPR 仅仅对组织中（或不同组织间）的工作流程进行分析和设计；此外，还有一些学者认为，BPR 就是对各种流程的重新分析与再设计，以取得绩效和业务量上的突破。尽管各种观点对 BPR 的描述不完全相同，但它们的意思是相似、相近的，即 BPR 从实质上来说是使组织经营过程（指为了实现运营目标而产生的一系列逻辑）全部更新。该过程需用最直接、最简单的方法对其运营过程进行再设计，并且不被已存在的工序和部门所限制，针对运营过程重新改造组织结构，以实现业务流程重组。

因此，相对全面的 BPR 的定义是：经组织资源整合和优化，最大限度地满足组织的管理系统快速发展需要的一种方法，它能够体现一种全新的管理思想，且远远超出了管理工具单纯的价值。这种思想的目的是使组织在成本控制、质量保证、服务效率和速度等方面取得明显的改观，使组织尽可能地融入以顾客、竞争和变革为主要经营特征的现代环境中。

三、医院业务流程重组

18世纪亚当·斯密所提出的分工理论为业务流程重组奠定了基础。分工理论能使工作效率得到大幅度提高，这可以从以下几个方面进行解释：①分工能够使劳动者的知识专业化，并且使劳动者在较短的时间内迅速提高技能，从而提升生产效率；②分工可以使劳动者在较长一段时间内专注地完成工作，从而大大减少浪费的时间；③分工刺激了大量机器以及节省劳动力的工作方法的出现。

但是，在不断提高组织生产效率的同时，分工理论也给组织的可持续发展套上了无形的枷锁，如哲学家和挑夫之间的差别就是职业分工的结果。分工的发展导致单调、无变化的工作消磨了工人精神上的勇气，减少了他们的工作活力。

而医院的经营模式主要借鉴了企业经营模式，这种模式源于亚当·斯密的"分工理论"和19世纪弗雷德里克·泰勒的"管理理论"。这两种理论都强调分工，但随着医务人员素质和技术水平的持续提高以及患者需求的不断增加，基于这两种理论的医院经营模式已经显露出一些缺点：①过分强调分工和知识专业化大大影响了医疗服务的协调性；②专业化的职能部门不需要对患者全面负责，这造成了工作流程的割裂；③组织机构严重臃肿，同时也助长了官僚作风。

因此，医院需要从患者需求、竞争需求与变革需求三个方面对经营机制进行改革。

（1）患者需求　随着患者对各种医疗产品和服务产生更高的要求，医院应该以提高患者的满意度为目标，基于患者体验导入国际先进的顾客满意服务体系，不断优化服务流程并深化服务内涵。

（2）竞争需求　在面对激烈的竞争时，医院需要以人为本的团队精神，要以提升医院内部凝聚力为最终目标，通过完整地实施医院文化方案，形成统一的价值观，使医院内部产生强大的凝聚力。

（3）变革需求　要实现效率的提升，必须以塑造有竞争力的医院品牌形象为目标。医院可以改进形象以提高医院的知名度和美誉度，并且提升医院的无形资产价值,为医院的长远发展创造良好的外部环境。

现代医院业务流程模式的特点在于大量结合现代信息技术,而这首先改变了沟通方式,其次改变了组织结构,最后改变了权力的分配。权力的分配使管理者的管理范围不断增大,同时减少了管理层次,使整个医院的组织结构趋向"扁平化",而这更加符合市场竞争的需要。

在美国,业务流程重组率先被引入到医院管理中,并取得了显著的成效。目前,医院业务流程重组日臻成熟,已成为一种世界潮流。将BPR应用于医院等公益性组织,对医院业务,特别是门诊业务流程进行优化与再造,是医院提升医疗管理质量、提高效率和效益的有效方法与途径之一。传统的医疗就诊模式是"单向串联"流程模式。"单向串联"模式中的诸多活动是先后发生的,即前一个过程的结果是后一个过程要输入的内容,这种方式仍是当前医院的主要业务运作方式。但这种方式使医疗资源的配置和信息共享受到限制,导致医院就诊流程效率低下,医院收益减少,医院流程增值能力差。若将组织流程重组的原理应用到医院就诊流程管理中,对医院就诊流程进行重组,再结合高端通信设备和智能医疗设备的应用,根据医院的实际情况,从患者的最大利益出发,同时关注医生、护士、药师的可操作性,并将有利于医院发展的几大元素紧密、有效地结合起来,将会形成一个优质、高效的医院管理体系。

随着社会经济的持续发展和科技的不断进步,人们的医疗需求日益多样化、个性化,现代医院尤其是综合性医院的医疗分工也越来越细,对医疗效率的要求亦越来越高,而这一切都要依赖于庞大的组织结构。职能型的组织方式将医院分成各个职能科室,各科室在职责上严格分工,组织被分割成众多职能模块。医院的部门分工过细,配置不够合理,甚至两个紧密相关的部门因为某些特殊因素而被分派到不同的单位,造成患者东奔西走,浪费大量时间、精力,甚至耽搁就诊的最佳时机。

医院管理体制的先进性要与通信设备和医疗器械的先进性相匹配,医院的信息化程度要与医院的流程管理密切相关。合理、畅通的就诊流程需要以信息技术为载体来实现,同样,完善的信息系统需要依靠合理的流程来表达。由此可知,医院的业务流程是否合理、简便、快捷,关系到患者寻医问药的过程是否顺畅,关系到科室对患者的检查和治疗是否准确且到位。因此,流程再造管理和信息技术是相辅相成的,两者缺一不可。

四、医院药房流程重组

医院药房是医院药学部门的俗称,是医院一个重要的业务部门,它集药品采购、供应、调配、制剂和临床应用于一体,涉及药事法规、经济管理、物流管理、临床药学、药学信息和药学科研等诸多领域,其流程的多样化、复杂程度远非普通企业可比。面对当前医改新形势和新挑战,医院必须对药房的业务流程进行再造和优化,医院药房流程重组(PPR)便应运而生了。

PPR充分利用信息技术,运用各种管理手段对医院药房现有的各种流程进行再造与整合,从而提高效率、节省成本并解决现存的问题,实现医院药房的科学发展,以便更好地为患者服务。

医院药房作为医院面向社会和患者的窗口之一,其工作质量的好坏与医院的整体形象和竞争实力息息相关。寻求适合医院发展的医疗服务模式,制定科学合理的、可持续的质量监控方法和标准将是今后医院适应国家医疗改革的迫切需要。

第二节 流程重组的本质与作用

一、流程重组的核心原则

业务流程重组的三个核心原则是:坚持以人为本的团队式管理原则、坚持以流程为中心的管理原则和坚持顾客导向的原则。

1. 坚持以人为本的团队式管理原则

团队是由数量较少、具有互补技能的人组成的,致力于共同的目的、绩效目标和工作方法,并共同承担责任。通过激励措施,最大限度地释放个人的创新能量,使员工的个人事业追求与组织目标相一致,团队将形成一个为共同目标协同努力的自我控制、自我发展的机制。

2. 坚持以流程为中心的管理原则

在传统组织中,流程被割裂、散落、隐含在职能部门的功能体系中,成为片断式的任务流,运行效率低,衔接不顺畅,脱节和冲突司空见惯。而以流程为导向,就是通过打破原有的职能和部门界限,将割裂的流程重新组织起来,以全新的、完整的方式运转,使其成为连续的可以真实观察、控制和调整的流程,并面向流程建立组织机构和管理模式,员工的思维方式和组织文化也随之发生根本性的变革。管理的核心是流程,专注于流程是管理者首要的、持续的责任。

3. 坚持顾客导向的原则

以顾客为中心,意味着在判断流程绩效时,要站在顾客的角度考虑问题,从顾客需求出发,以顾客满意为归宿。必须使各级人员明确,组织存在的理由是为顾客提供价值,而价值是由流程创造的。只有改进为顾客创造价值的流程,改革才是有意义的。顾客需要的是流程的结果,过程与顾客无关,因此任何流程的设计和实施都必须以顾客需求为驱动,以顾客满意为导向,这是流程再造成功的保证之一。

二、流程重组的具体策略

业务流程重组主要通过消除非增值流程和调整核心增值流程来实现,并且需要在突破性重组与连续性改进中寻找均衡,具体策略包括以下几项。

(1)废除 废除对服务增值无效的环节,通过一个可量化的分析框架,消除服务流程中的非增值活动和等待时间。

(2)改变 对服务流程中各项活动之间的关系进行重新处理,一是改变原流程中服务活动的先后顺序,产生一个高效运作的新流程;二是改变服务活动之间的逻辑关系,这一策略主要是将原服务活动之间的串联式改为并联式,并运用"并行工程"提高流程的运作效率。

(3)简化 一是成本导向的流程简化,即通过成本分析,识别并减少那些导致投入增加或成本上升的因素;二是时间导向的流程简化,特别是注重对整个流程中各环节占用时间以及各环节之间的协同时间进行量化分析;三是患者导向的流程简化,以满足患者的需求为前提,在不影响技术规程的基础上简化工作程序或环节,尽可能减少非增值性的工作。

(4)合并 在一定条件下,将分散在不同部门、由多名专业人员完成的几项服务压缩成一项相对独立的任务,由一个人或一个团队来完成,以提高工作效率。

(5)分散 将现在集中的部分服务职能或部门加以分散,出发点是为了能够直接面对患者,提高患者的满意度。

（6）增加　根据服务流程重组的需求,增加相应的部门、项目或制度等。

三、流程重组实施时的关键点

1. 基本的思考

在着手重组前,必须就重组工作如何运作提出一些最基础的问题,通过对这些问题的挖掘,去关注工作时因循沿袭的规则和条框。结果可以发现,有些规则是过去的,有可能不适应当前的形势,或是错误的。如果进行重组,就要突破原有的条框,而且不应以现有的事物为起点。

2. 显著的绩效

流程重组并不是要在绩效上取得点滴的改善或缓慢的提高,而是取得显著的改进或突破性的提高。

3. 以流程为导向

目前,多数工作并不"以流程为导向",而是忙于应付现有的工作任务,重视人事调动和组织结构,忽视流程。流程重组突出强调"以流程为改造对象和中心、以关心顾客的需求和满意度为目标",对现有的业务流程进行根本性的再思考和彻底的再设计,利用先进的信息技术以及现代化的管理手段,最大限度地实现技术上的功能归集和管理上的职能整合,建立全新的过程型组织结构,从而实现经营在成本、质量、服务和速度等方面的改善。

四、信息技术对流程重组的作用

BPR理论有了信息技术的支持才会取得卓越的成效,使组织在市场竞争中获取强有力的优势。信息系统的应用可以省去信息传递的中间环节,避免信息的重复录入,还可以省去信息的校对环节。此外,信息系统的应用还可以促进信息的交流与共享,提高信息流通的效率,增强组织的灵活性。在优化业务流程的过程中我们会逐步发现,组织离开信息技术的支持来实施重组是非常困难的,离开流程重组的信息化建设也会因为缺乏目标与导向而使信息化的发展相对组织的发展而言未能达到预期的效果。因此,信息化建设与流程重组是相辅相成的,业务流程重组为组织的信息化建设提供执行标准和前提条件,而信息化建设是业务流程重组的有力支持。澳大利亚的一项调查结果显示,有75%的BPR项目施行机构同意此观点。

另外,医院信息化建设与业务流程重组的关系也在国内得到了广泛的研究。BPR是医院信息化建设的前提和关键,BPR应用于HIS的关键之处在于加强业务流程重组意识、规范医疗流程和推动流程重组。新的流程需要有新的信息技术给予支撑,信息技术拓展了业务流程重组的广度,流程重组由原来局限于某组织的单个部门拓展到部门之间、组织之间,利用信息支持手段进行信息交换和协同工作;同时,信息技术也加大了业务流程重组的深度,使组织的流程效率不断得到提高。

第三节 流程重组绩效评价

绩效,从文字上来理解,其包含有成绩和效益两个意思,是组织或个人为了达到某种目标而采取各种行为的结果。用于经济管理活动方面,绩效是指社会经济管理活动的结果和成效;用于人力资源管理方面,绩效是指主体行为或者结果中的投入产出比。而用于流程重组中,绩效则是衡量流程重组实施后的效果,是一个包含多元目标在内的概念,其复杂程度是由流程本身决定的。

从管理学的角度来看,绩效是组织期望的结果,是组织为实现其目标而展现在不同层面上的有效输出,它包括个人绩效和组织绩效两个方面。组织绩效实现应在个人绩效实现的基础上,但是个人绩效的实现并不一定能保证组织是有绩效的。如果组织的绩效按一定的逻辑关系被层层分解到每一个工作岗位以及每一个人的时候,只要每一个人达成了组织的要求,组织的绩效就会得以实现。

绩效评价是指运用一定的评价方法、量化指标及评价标准,对组织或个人为实现其职能所确定的绩效目标的程度,以及为实现这一目标所安排的预算的执行结果进行的综合性评价。绩效评价的过程就是将工作绩效与要求其达到的工作绩效标准进行比对的过程。绩效评价是管理中的重要一环。对个人绩效的评价,目前世界上大多数企业已经从单纯的人力资源评价上升到领导、同事、组织的综合评价。对组织绩效的评价同样需要上级部门、合作单位、同类组织、顾客及员工的综合评价。

绩效评价的标准从不同的角度可以有不同的分类,通常有以下几种分类方法。

1. 按评价的手段分类

按评价的手段可将评价标准分为定量标准和定性标准。

（1）定量标准　定量标准就是用数量作为标度的标准，如工作量可用件数作为标度，工作能力和工作成果一般用分数作为标度。

（2）定性标准　定性标准就是用评语或字符作为标度的标准，如对员工性格的描述。

2. 按评价的尺度分类

按评价的尺度可将评价标准分为类别标准、等级标准、等距标准、比值标准和隶属度标准。

（1）类别标准　类别标准指用类别尺度作为标度的标准，其实质与定性标准中的以符号为标度的标准相同。

（2）等级标准　等级标准指用等级尺度作为标度的标准。

（3）等距标准　等距标准指用等距尺度作为标度的标准。与等级标准不同的是，用等距标准测得的分数可以相加，而等级标准测得的分数不能相加。

（4）比值标准　比值标准指用比值作为标度的标准。这类标准所指的对象通常是工作的数量和质量、出勤率等。

（5）隶属度标准　隶属度标准指用模糊数学中的隶属函数作为标度的标准。这类标准基本上适用于所有评价内容，能回答经典标度无法解决的问题，因而被广泛使用。

3. 按标准的形态分类

按标准的形态可将评价标准分为静态标准和动态标准。

（1）静态标准　静态标准主要包括分段式标准、评语式标准、量表式标准、对比式标准和隶属度标准五种形式。①分段式标准，指将每个要素（评价因子）分为若干个等级，然后对指派给各个要素的分数赋予权重，划分为相应的等级，再将每个等级的分值分成若干个小档（幅度）。②评语式标准，指运用文字来描述每个要素的不同等级。这是运用最广泛的一种标准。③量表式标准，指利用刻度量表的形式直观地划分等级，在评价每个要素后，就可以在量表上形成一条曲线。④对比式标准，指将各个要素最好的一端与最差的一端作为两级，中间分为若干个等级，然后对各要素进行评价的标准。⑤隶属度标准，是以隶属函数为标度的标准,它一般通过相当于某一等级的"多大程度"来评定。

（2）动态标准　动态标准主要有行为特征标准、目标管理标准、情景评价标准和工作模拟标准四种形式。①行为特征标准,是通过观察分析,选择关键行为作为评价的标准。②目标管理标准,是以目标管理为基础的评价标准。目标管理是一种以绩效为目标、以开发能力为重点的评价方法,目标管理评价的准则是将它们具体化和规范化。③情景评价标准,是对领导者进行评价的标准。它是从领导者与被领导者和环境的相互关系出发来设计问卷调查表,并由下级对上级进行评价,然后按一定的标准转化为分数。④工作模拟标准,是通过操作表演、文字处理和角色扮演等工作模拟,将测试行为与标准行为进行比较,从而作出评定。

4. 按标准的属性分类

按标准的属性可将评价标准分为绝对标准、相对标准和客观标准。

（1）绝对标准　就是建立员工工作的行为特质标准,然后将是否达到该项标准列入评估范围内,而不在员工之间进行比较。绝对标准的评估重点在于以固定标准衡量员工,而不是与其他员工的表现进行比较。

（2）相对标准　就是将员工之间的绩效表现相互比较,也就是以相互比较来评定个人工作的好坏,将被评估者按某种向度进行顺序排名,或将被评估者归入先前决定的等级内,再加以排名。

（3）客观标准　就是评估者在判断员工所具有的特质以及其执行工作的绩效时,对于每项特质或绩效表现,在评定量表上每一点的相对基准上予以定位,以帮助评估者作出评价。

在流程重组绩效的评价中,我们应注意以下几个问题。

（1）流程重组的实施必然会对组织运营的各个环节产生影响,故评价流程重组的绩效绝对不能单独评价业务流程本身的绩效。

（2）从系统的观点来看,流程重组是一套输入—输出系统,其绩效评价应具备多个输入与多个输出的评价。因此,流程重组的绩效应当体现投入与产出的对比关系,不能只用某一个指标来衡量,而必须综合各项输入、输出指标,建立完整的指标体系,才能正确、有效、客观地评价流程重组的实施情况。

（3）流程重组是一个持续的过程,可能延续较长时间,其过程是分阶段进行的。因此,在实施过程的不同阶段,重点关注的评价指标也应有所不同。

流程重组实施的投入通常包括资金、人员、时间和场地等,这些投入主要代表组织在流程重组实施中的付出。从产出方面来看,这种付出首先表现在工作效率的改变,同时也会体现在效益(包含经济效益和社会效益)方面。需要注意的是,对流程重组实施的付出与工作效率的改善并不一定成正比关系,与经济效益的提高也不一定成正比关系,这是由管理系统的复杂性所造成的。因此,有必要同时对投入和产出这两类指标进行分析,才能得出正确的结论。但是,对于有些比较简单的流程重组而言,其投入成本往往是一次性的而且相对较小,如咨询费用、培训时间等,而产出的效益则是长期有效的,因此在考虑投入、产出指标时,可以忽略投入成本,而只考量产出的效益。

表2-1列举了流程重组活动中部分常见的输入指标和输出指标,我们既可以根据实际情况选取适宜的指标,也可以根据工作特点自行拟定。

表2-1　流程重组活动中部分常见的输入指标和输出指标

指标类型		常见指标
输入指标	资金投入	培训费用、劳务费用、咨询费用、设备费用、耗材费用……
	人员投入	直接参与的高层领导人数、中层领导人数、一线员工人数、外部专家人数……
	时间投入	培训时间、项目实施时间……
	场地投入	本部门场地、外租场地……
输出指标	工作效率产出	流程活动周期效率、人力资源的利用率、沟通效率、企业凝聚力、设备利用率、信息效能……
	效益产出	业务流程增值活动成本比例、市场占有率、员工工作生活质量、资产净利率、顾客满意度……

例如,某医院对出院患者领取出院带药的流程进行重组,通过对比重组前后代表工作效率的领取出院带药时间和代表效益的患者满意度这两个输出指标,得出了经流程重组后,患者领取出院带药的时间明显缩短、患者满意度明显提高这两个正向的结果(见表2-2),意味着此次流程重组项目是成功的。

表2-2　出院患者领取出院带药所需时间及患者满意度结果的比较

项　目	例数/例	领取出院带药时间/min	患者满意例数/例(占比)
重组前	123	$61.62 \pm 9.58^{*}$	76(61.79%)[*]
重组后	132	35.83 ± 8.96	110(83.33%)

注:*表示$P < 0.01$。

第四节　医院药房流程重组存在的问题

随着医改的不断深入,医院药房的发展机遇与挑战并存,在流程重组中总会存在这样或那样的问题。

1. 管理理论不足

目前,医院药房从主任到一线员工,几乎都是主修药学专业的药师,很少有经管理学系统培训的人才,从而造成了管理理论的普遍缺乏,且在管理方法和管理工具的应用上存在着一定的不足。要解决这个问题,唯一的方法就是学习,通过学习先进的管理理论,特别是学习先进企业的管理理念和实践经验,以弥补自身的不足。

2. 流程复杂

与企业相比,医院药房部门较多、分工较细,各部门工作互相交叉、依赖,流程复杂,导致普通员工很难了解全部流程或流程的全部,而管理者也很难洞悉流程的运作细节。

3. 流程实施不力

医院药房流程复杂,且服务对象主要是患者,再加上员工理论水平和素质不一,从而造成在实际工作中,员工在日常操作和处理问题时并未完全按照标准流程进行操作。

4. 信息技术的应用有限

信息技术是当今医院药房流程重组必不可少的要素之一。部分医院特别是基层医院,由于信息人才缺失、信息技术投入不足,因此在流程中未能充分利用信息技术,从而出现效率低下、信息不对称、员工各自为政等问题。流程重组不能忽视信息技术,不能忽视信息人才,不能忽视与信息技术的结合,可以肯定的是,没有信息技术的流程重组是不完美的。

5. 过度依赖信息技术

信息技术是流程重组中的一个重要工具,但绝不是流程的全部,更不能替代流程。流程重组的核心是流程的调整、充实和完善,过度依赖信息技术会导致事倍功半的后果。医院药房流程重组要根据自身的人员、场地、资金、技术和工作量等来选择合适的信息技术,即信息技术必须与当前的工作要求相一致。

第三章 流程重组的要素

　　David Paper 和 Ruey-Dang Changff 在查阅、总结大量文献资料后建立了一个 BPR 成功的理论透镜(theoretical len),它由五个相互联系、相互依赖的要素组成。这五个要素就是 BPR 成功的因素:环境因素、人的因素、BPR 采用的方法、信息技术和变革愿景。在医疗市场逐渐开放的今天,医疗机构的生存与发展在很大程度上需要通过流程重组来实现。而在医改进一步推进的过程中,医院药房流程需要尽可能多地创造价值并提升效益。医院药房流程管理按管理对象可分为人流、物流和信息流,根据管理性质又可分为核心流程、增强流程和支持流程。在内部,这些流程互为顾客关系,形成一系列的服务链;在外部,患者则是它们共同的顾客。因此,在开展医院药房流程重组的过程中,应注重以患者为中心的人性化服务流程设计,以效率和效益为目标,以信息技术为支撑,以团队精神为引导,从而构造出卓越的业务流程。本章将根据医院药房的工作特性及发展要求,从信息化、管理手段和人文理念三个方面对医院药房流程重组的要素进行系统的阐述。

第一节　信息化

　　当前,信息化建设已经成为时代发展的趋势,信息化在医院经营管理中同样发挥着举足轻重的作用。因此,在医院药房业务流程重组过程中,如何有效地利用信息技术,打造专业的数字化平台,提高运作效率,降低工作成本,对于在药品零差率背景下医院药房的可持续发展具有重要的现实意义。

一、医院药房信息化与药房流程重组

医院信息化离不开HIS建设,而HIS也已成为现代化医院不可缺少的基础设施与技术支撑环境。HIS作为一种管理手段被引入医院后,有效地提高了医院管理的规范性,也提升了医院的运转效率;而医院药房作为医院的一个重要组成部分,其工作流程的信息化不仅限于药房本身,更是涉及临床、医务、总务等多个相关部门,这也对医院药房管理者实施药房流程重组(PPR)提出了新的要求。值得一提的是,当前医院药房的信息技术不仅限于医院药房内部及相关设备,而且已介入到医院的运营管理和后勤保障等层面。合理设置医院药房的相关信息流,能够优化人流和物流,提高医院的运营效率。

1. 实施PPR是医院药房信息化建设的基础

PPR在医院药房信息化建设中居于核心地位。医院药房信息化建设必须先进行流程合理化,再进行流程数字化。建设信息化的医院药房不仅仅是引入一套现代化的管理软件,更是将医院药房传统的业务流程模式进行根本性的变革。医院药房实施PPR和应用HIS,需要既关注管理思想,又关注技术手段。数字化医院药房的灵魂是系统化的HIS,而HIS建设的核心是PPR。分析医院药房现有的业务流程,可用于构建HIS药房模块,而基于HIS的医院药房业务流程在运行过程中又会因医院药学学科的发展对HIS提出新的要求,并由此形成一个螺旋式的相互促进上升的模式。当然,医院药房"信息化"绝不能简单地等同于"计算机化"或者"网络化"。如果仅仅将传统的手工作业方式换成计算机工作方式,而不考虑原来的工作流程的合理性,那么反而会偏离医院药房信息化建设的初衷。在软件系统的开发中,编程本身是一项技术性的工作,而更重要的是我们必须根据医院药房工作的实际需要以及学科发展的相关规划提出科学的设计需求。因此,任何一个数字化医院药房信息系统的开发都是管理与技术的统一,而PPR的过程正是管理优化的过程,即所谓"先合理化,再数字化"。实践证明,PPR的实施也是改善医院药房信息化建设内在品质、提升竞争力的核心动力之一。

2. 医院药房信息化建设为PPR的实施提供了契机

在激烈的医疗市场竞争中,医疗机构要生存与发展,必须为患者创造价值,为社会提升效益。优化的业务流程可以创造价值和提升效益。各种精心设计

的、相互作用又相对独立的业务流程,在为患者创造价值的同时,能够实现医院和社会价值的提升。可以说,医院药房的信息化体系平台的构建也是实施医院药房流程重组的一个舞台。一方面,可以借助信息化体系设计的机会,全面地分析和审视医院药房现有的业务流程,提出改进方案;另一方面,新的思路和流程也可以通过数字化软件体系的设计应用,以软件模块的形式固定下来。医院药房信息化的工作体系能够最大限度地减少业务过程中的人为干预,更好地确保PPR的成果在医院药房的实际工作中得到应用和体现。

二、信息化PPR的实施要点

1. 得到医院相关人员的认同和支持

首先,医院药房信息化建设需要得到医院管理层的支持才能得以实施。因此,应该使医院管理层对药房信息化建设与流程重组有充分的了解和认识,并且能够认识到PPR对医院发展的重要性。其次,医院管理层以及药房管理者需要组织好对药房信息化建设与流程重组的前期宣传工作,这样才能使医院全体员工认识到药房信息化建设和流程重组对医院发展所起的重要作用,从而得到他们的拥护与支持,使此项活动得到全体医护人员的配合。此外,在实施过程中,还应关注全体医护人员的心理状态,以免出现个别人员抵制改革的情况,保证信息化PPR的顺利实施。

2. 考察信息系统开发商

医院可以先对规模相似的其他医疗机构的信息化建设与流程重组情况进行全方位的考察,取其精华,弃其糟粕。同时,考察不同开发商的相关产品,针对医院所需要的产品特性来选择合适的信息系统开发商。一个优秀的信息系统开发商,除能生产固定模式的产品外,还能根据不同医院的规模大小、业务特点和医院药房的服务特性来提供合理的PPR方案。而有些开发商往往做不到这一点,仅仅只能以一种固定模式来应对所有的医疗机构,显然这种固守陈规的方式是非常不合理的。因此,医院应慎重选择信息系统开发商,确保其与医院及药房的特性相匹配。

3. 评估PPR的相关业务

PPR涉及医院药房药品运输、服务功能、部门布局、智能设备及就医过程等方面。因此,在开展信息化PPR时,应先对医院药房的现有业务流程进行梳理,列出所有的业务流程,然后分析现有业务流程的优、缺点。同时,对其他规模相似的医院药房进行调研、对比,以重新设计出最优的医院药房业务流程。而在这个再设计的过程中,需要注意的是,医院应始终围绕目标顾客,努力提高顾客的满意度,并为医院争取最大的效益,提高医院的竞争力。

4. 设置PPR工作目标

医院药房在进行信息化PPR建设时,还要设置明确的目标,如缩减排队时间、提升服务质量、降低药房成本等可量化指标。只有目标明确,才能使工作更加具体化,并将信息化PPR落到实处,保证工作取得成效。

5. 注重流程的实践性

在以往的PPR过程中,通常重视业务流程重组的设计而忽视实践的重要性。成功的信息化建设与流程重组需要优秀的设计,但是,如果只是停留在设计层面而不能付诸实践,那么这种设计不仅是无用的,而且还会造成资源的浪费,这是因为只有经历过实践检验证实的设计才是真正有用的设计,才能创造相应的价值。

6. 树立坚定的信念

信息化PPR建设是一个改革的过程,不可能一蹴而就,并且还会面临各种技术和心理方面的挑战,如果遇到困难就停滞不前,甚至退缩,那么信息化PPR建设还没开始就会夭折,或者半途而废。因此,在这个过程中,相关人员尤其是医院药房管理者需要始终坚持最初的信念才能取得成效,从而使医院药房工作获得最大的可持续发展空间。

第二节　管理手段

医院药房业务涵盖药品储存、发放、临床使用及评价等多个方面,涉及院内外多个职能单元,因此单纯运用"头脑风暴法",依靠相关人员的主观判断,是无法对这样一个复杂的系统进行成功重组的。如果没有科学的指导方法与成熟的辅助工具的支持,就无法有效地实现对重组过程的控制以及对各项指标的跟踪优化,也就不能在真正意义上实现医院药房业务流程重组的目的。因此,在PPR实施的过程中,管理手段的合理运用不可或缺。

一、PPR 阶段实施的管理

PPR 的实施包括多个阶段,每个阶段需要综合运用多种工具、技术来推进项目的实施。

(1)战略决策阶段,包括调查协商会议、信息技术/流程分析、流程优先矩阵等。

(2)项目启动阶段,包括质量屋技术(质量功能展开图)、团队组建技术、项目进度表技术等。

(3)流程诊断阶段,包括流程描述技术、鱼骨分析技术等。流程描述可以采用流程图、角色活动图以及工作流模型等技术;鱼骨分析技术可以识别流程病症,并确定需要改进的流程活动。

(4)重新设计阶段,包括创新技术(如头脑风暴、发散思维、选题小组工作法、建立愿景等)、IDEF 建模技术、流程仿真模拟技术等。IDEF 建模技术是进行医院业务流程再造的核心技术,可广泛应用于现有流程的识别和新流程的设计中。流程仿真模拟技术可提供新流程的动态模型,通过不同资源环境的仿真测试,使新的流程方案具有可行性,并不断完善该方案。

(5)流程重建阶段,包括作用力场分析技术、社会—技术系统设计技术等。作用力场分析可识别新流程执行过程中的各种力量及其作用。

(6)监测评估阶段,包括基于活动的成本分析技术(ABC)、柏拉图图表技术等。ABC 技术和柏拉图图表技术可将流程的活动分配给成本中心,以量化流程的成效。

二、PPR 实施评价

相关调查显示,70%的 BPR 项目没有达到预期目标。对 BPR 的评价研究主要集中在如何评价 BPR 的成功、BPR 的评价方法和选择评价指标体系的问题。PPR 实施评价的目的是要确定 PPR 目标的实现程度,确保流程的完整性、准确性和可操作性。PPR 评价可以从以下几个方面进行。

(1)流程评价,包括流程的周期、服务成本和管理成本、资源消耗、服务的差错率、患者和员工的满意度等。

（2）信息系统评价，如软、硬件的运行等。

（3）服务效率评价，包括节约业务或操作时间、简化工作手续、缩短患者无效等待时间、提高医院效益等。

（4）全局性、科学性与创新性评价。全局性要求从满足患者需求的最终目标出发，从整体上确认医院药房的业务流程，追求医疗服务和管理的最优化；科学性要求PPR项目在定义、测量、分析、改进及控制的过程中充分使用科学的方法，有理有据地说明问题，并充分考虑患者的需求；创新性要求项目在发现问题、分析问题及解决问题的过程中发挥创新精神，充分应用新理论、新方法和新技术。

（5）员工管理绩效评价。员工在实施PPR各个环节的指标时不应单纯考虑对自己的上级负责，更重要的是对自己的顾客负责，员工的工作绩效取决于顾客的满意度。

第三节　人文理念

传统的管理体制以企业或单位的利益为中心，而当代社会提倡和谐管理、人性化管理。医疗机构从本质上来说属于服务型单位，工作的对象是"人"。现代医院发展要求打破以部门、科室职能为导向的服务格局，使之作为一个整体面向患者并为其提供服务，确保上下流程和岗位之间相互衔接，建立起以患者为中心的服务体系，其中心是全程的一体化服务。在医院药房业务活动构建中，需要突破原有的职能科室与业务分工界限，将职能型工作关系转变为流程型工作关系，从原来的直线职能型的结构转变成平等的流程网络结构，从而提升药房的工作质量。因此，PPR设计应当贯彻以人为本的思路。

一、人性化与管理流程再造的内涵

根据制度人性化的内涵，人性化管理的根本目的就是营造一个和谐的环境，提高工作效率，减少事故发生，最终达到组织的目标。因此，组织成员可以将在业务执行中的流程违反率、业务执行效率（速度）、业务执行效果的合格率和业务执行效果的差错率四个参数作为评价整个组织内管理流程是否人性化的宏观指标的观测点。根据制度人性化的定义,流程人性化的程度应该与业务执行效率最为相关,其次是业务执行中的流程违反率、业务执行效果的差错率,再次是业务执行效果的合格率。

流程再造的概念是由美国学者迈克尔·哈默基于企业业务流程改进的需要最先提出的,其目的在于大幅度提高效益,核心是以顾客为导向、以流程为核心,通过对企业现行业务流程进行根本性的重新思考和彻底翻新,实现企业整体效益的显著提高。流程再造理论融会了流程管理、组织和人的管理以及信息技术对组织的影响等多个方面的思想和成果。因此,在管理流程再造中,从人性化的角度考虑问题,并遵循设计好的管理流程,可以实现让更多人满意的目标,从而提高管理效率和效果。

二、人性化在管理流程再造中的应用思路

管理就是管人,对物质资源的管理归根结底还是对人的管理。在管理中,人本观念的形成和发展是一种不可忽视的客观现实。如果要建立起合理的管理理论体系,就必须把人性假设作为它的人性论基础和逻辑前提来看待。这就是人性假设研究在管理理论体系中应有的位置。在管理实践中我们可以发现,无论是哪一类型的流程,或者哪一项具体流程,都可能存在非人性化的地方。因此,在进行管理流程再造时,应当考虑到人性化的因素。

1. 将制度人性化的内涵应用于管理流程再设计

在管理流程设计或再造时,从人性化的角度考虑,首先应该将流程人性化,尽量减少不必要的限制,尤其是有违人性的,从而提高工作效率。其次,降低业务执行中的违反率,在这一点上,应尽量做到使多数人在实际操作中不会由于人性因素而违反流程。再次,应该减少可能产生业务差错的因素,降低工作差错率,提高准确率。实践证明,还存在这样一种管理流程非人性化的状况:当管理流程施行后,组织成员在业务执行过程中的流程违反率较高,也就是制度违反率较高,但业务执行的效率较高、业务执行效果的合格率较高、业务执行效果的差错率较低。这种情况最具代表性,因为员工愿意积极、主动地工作,而且实现了工作目标,但是在工作过程中,未能严格遵循管理流程,甚至有所违背。这说明管理流程本身具有非人性化的因素,使得员工出现为了实现目标而无法严格遵循管理流程,或者未能自觉遵循管理流程的情况;同时也说明设立流程的本意是

良好的,并且管理流程的大体框架也是科学的,因此受到组织成员的支持并积极实施,最终能实现组织目标。但是,该流程中的某些细节或要求可能存在不尽人性化之处,造成组织成员不得不经常违反流程中的一些细节或要求去执行该流程。因此,该管理流程的大体框架无须改动,只要在部分不够人性化的地方做一些改进即可。

2. 人性化管理的程度与组织全体成员的素质和能力等综合因素有关

人性化管理的程度与组织成员的素质和能力等因素有关。组织成员的素质和能力等综合因素主要包括业务能力、心理素质、创新能力等。众所周知,在管理学发展的过程中曾出现多种人性假设,比较典型的有以下几种:工具人、经济人、社会人、自我实现人和复杂理性人。追溯管理思想的发展史我们不难发现,管理理论中关于人性的基本假设会随着社会关系和管理环境的不断发展变化而变化。而社会关系和管理环境的发展变化与生产力的发展及人本身各方面的素质提升是紧密相关的。因此,组织成员的平均综合素质将影响人性化管理的水平和程度。例如,19世纪第二次工业革命后,科技取得了极大的进步,社会经济飞速发展,以泰勒为代表的管理者提出了"科学管理"的理论。事实上,这是将人作为经济人甚至工具人来看待。这种看似非人性化的科学管理在当时取得了较好的效果,这与当时工人的素质水平普遍低下有着密切的关系。而工人的素质水平普遍低下的原因与当时的教育水平和组织文化有关。随着时代的发展和科技的进步,在20世纪30年代之后,社会人、自我实现人和复杂理性人等人性假设相继问世。纵观管理学人性假设的发展可以发现,人性化管理的出现除与管理理论的历史发展有关外,也与经济发展、教育普及程度有着密切的关系。由此可见,如果员工素质水平低下,则能在同样的条件下,人性化管理的效果就会大打折扣。如果员工素质水平较高,那么就能较好地实现人性化管理。因此,组织应该加大对员工的培训和教育力度,在实行人性化管理的同时,尽可能地提高员工的素质水平,这样才能达到事半功倍的管理效果。

3. 人性化管理的前提是要保证管理流程的科学性和严谨性

在管理流程设计或再造时,要避免在管理流程中存在真空、漏洞或不科学的程序。人性化管理在理论上与管理流程的严格性并不矛盾,不能因为管理人性化就放弃流程管理。人性化管理与流程管理是相辅相成、相互影响的。

在实践管理人性化之前,首先要保证制度的科学性和严谨性。管理流程本身不能因为人性化的缘故而出现不可行的情况或巨大漏洞。如果因为实行人性化管理而在管理流程再造时使流程产生漏洞，从而造成损失，那么这实际上有违人性化管理的初衷，是得不偿失的。

三、人性化PPR的实施

医院的人流包括医务人员和就医人群两类。每类人群都有属于自己的活动模式，有各自的流动规律与活动轨迹。根据医院药房的工作流程及工作性质，对PPR实施中的"人"，应同时考虑两方面的含义：一方面是"患者"，就是要坚持我们常说的"以患者为中心"。如何让患者的就医用药更为方便、快捷，如何简化患者的就医用药手续，如何缩短患者的各种等待时间等，都是我们在PPR设计中必须高度关注的问题。另一方面是指"工作人员"，包括药师、技工，也包括医生、护士甚至收费员等相关人员。他们的工作流程是否合理，能否减轻不必要的负担，能否提高他们的工作效率等，也是影响PPR实施成效的因素。实际上，优化医务人员的工作流程与"以患者为中心"的工作流程在理念上是一致的，这是因为员工工作效率的提高最终也必然惠及患者。

1. 以患者为中心的人性化服务流程设计

医疗机构人性化服务流程设计的指导原则：一是要以患者为中心。判断医院的业务流程是否合理，首先要看这个流程是不是以患者为中心，以患者就医方便、快捷、高效为目标，是否注意满足患者的实际需求，突出人文关怀，赢得患者的信任。二是要以效率和效益为目标。衡量医院服务流程设计是否成功的重要标志是各方面的效益和效率是否均得到了提升，既包括医院的服务效率，也包括经济效益和社会效益。三是要以信息技术为支撑。信息技术是优化服务流程的必备条件，只有对医院业务流程进行优化重组，用信息技术规范实施，才能达到精简机构、简化环节、提高效率的目的。

2. 以团队精神为引导的人性化管理流程设计

流程设计不是服务过程的个人行为，而是整个团队共同努力整合的结果。因此，流程设计要加强团队管理，只有医院所有员工都把自己的工作看作流程中的一个环节，相互协作，才能优质、高效地完成任务。心理学家马斯洛的需求层次理论指出，人在满足自身生理以及安全需要之后，就会在精神层面产生需要（社交需要、尊重需要以及自我实现的需要）。人会对周围环境（员工氛围、办公环境等)、办公设备(桌、椅、计算机等)产生一种适合自己心理的需要,要求自己的人性得到自由,获得释放。员工在工作时会对外部环境产生需求,这是由人的本性所决定的。只有使外部环境适合人性,才能调动员工的积极性,从而使工作效率得到提高,进而提升业绩。起源于享乐主义哲学和亚当·斯密关于劳动交换经济理论的经济人假设(X理论)指出,人是在经济利益的驱使下,被动地从事组织的工作,组织必须设法控制个人的感情。这就强调了人性在管理中的作用。麦格雷戈的自动人假设(Y理论)也提出,在适当条件下,人能将自己的目标与组织的目标统一起来。自动人假设认为管理者应将管理的重点从重视影响人的因素转移至创造良好的工作环境,使得员工的潜能得到最充分的发挥。管理学家埃尔顿·梅奥在1933年提出社会人假设理论并指出,员工的社会和心理需求满足的程度是影响员工工作积极性的主要因素。众所周知,管理流程是制度的一种,管理制度就像一只无形的手约束着员工的行为,若有违反便会受到处罚。但这里存在着一个问题,如果制度不够人性化,那么将可能在管理过程中出现很多难以避免的局面。例如,员工有意违背制度,向制度挑战;或者员工对制度阳奉阴违,表面遵守制度,但私下却不按制度行事。如果只是个别员工出现上述情况,那么尚可以认为制度是可行的、较为人性化的。但是,如果在员工中普遍存在这样的情况,那么就可以怀疑该制度是否人性化。根据制度人性化的内涵,人性化管理的根本目的就是营造和谐的环境,提高工作效率,减少事故发生,并达到组织的目标。

当代社会提倡和谐管理,在一定意义上可以说,和谐是人类的永恒追求。从管理学的角度来看,"和谐"的理念主要用于处理一个组织中的管理者与被管理者之间的关系,从而形成"管理的和谐"。事实上不难发现,和谐与人性化是相一致的。随着时代的发展及医改过程中医院药学转型的需要,即在以药品为中心的工作模式向以患者为中心的服务模式转变的进程中,医院药房管理者在组织PPR实施的过程中更应该根据人性化管理理念将制度人性化的内涵应用于管理制度再设计中,而制度的科学性和严谨性则是人性化管理的前提。同时,医院药房管理者也应认识到,人性化管理程度与组织全体成员的素质和能力等综合因素是相关的,需进行全面评估后量身定制,从而保障PPR的有效开展。

第四章　医院流程重组的实施

　　流程重组是一项系统的工程,涉及面广,但也并非是不可分步进行的。正如前面章节所述,流程重组是从现有流程的优化开始,关于优化的程度,组织可根据自身的具体情况进行调控和把握。在重新审视医院业务流程并进行流程再设计的过程中,医院管理者可根据以上理念,尝试对医院的基本业务流程进行分析和设计,使之适用于医院相应的变革时期与阶段,包括探索新技术、新方法、新产品及新服务模式等。那么,BPR如何付诸实践呢(见图4-1)?本章将从流程重组的实施步骤来深入探讨医院流程管理。

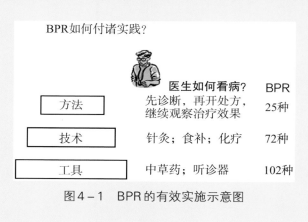

图4-1　BPR的有效实施示意图

第一节　流程重组的类型和原则

一、流程重组的类型

　　基于行业和组织性质的不同,流程重组的形式亦不同。组织可根据竞争策略、业务处理的基本特征和所采用的信息技术水平来选择实施不同类型的BPR。根据流程范围和重组特征,可将BPR分为功能内的BPR、功能间的BPR和组织间的BPR三类。

1. 功能内的BPR

功能内的BPR通常指对职能内部的流程进行重组。在旧体制下,各职能管理机构重叠、中间层次多,而这些中间管理层一般只执行一些非创造性的统计、汇总和填表等工作。在信息化飞速发展的今天,人工智能有望完全取代这些业务而将中间管理层取消,使每项职能从头至尾只有一个职能管理机构,做到机构不重叠、业务不重复,使职能机构扁平化,做到集中决策、统一经营,从而增强组织的应变能力。1999年,北京医科大学马谢民等人率先在国内将流程重组引入医疗质量管理。该研究以每个住院日为单位,深入了解临床常见手术病种的住院流程现状,揭示原住院流程中存在的主要问题,确定原住院流程中的有价值住院日与无价值住院日,探讨临床常见手术的标准住院流程。1999—2001年,他们分别针对乳腺癌、慢性胆囊炎伴胆石症、结节性甲状腺肿和子宫平滑肌瘤患者的4种择期手术病种的住院流程重组进行了研究。该研究表明,"流程重组"理论可以应用于常见的手术病种的住院流程中,在不增加资源投入的情况下,可以达到显著缩短平均住院日、提高医疗服务的质量、降低患者的平均住院费用及增加医院的医疗业务收入的目的。

2. 功能间的BPR

功能间的BPR通常指在组织范围内,跨越多个职能部门的业务流程重组。例如,英国伦敦希灵顿(Hillingdon)医院在医疗服务流程的管理中,通过业务流程重组,将血液检查从原来在中心检验室进行改为在患者所在的临床科室进行,使等待血液检查结果的时间大为缩短,即从原来平均至少1天缩短为5分钟。通过这种功能间的BPR实施,可使组织结构更加灵活机动,适应性更强,且能有效优化人力资源配置,达到多项工作平行处理,从而大幅缩短新产品或新业务的开发周期。

3. 组织间的BPR

组织间的BPR指发生在两个以上组织之间的业务重组。例如,2000年天津医科大学和加拿大阿尔伯塔大学联合开展了一项医院急症患者医疗流程重组研究。该项目研究了流程重组的原理、方法和技术在医院急症患者医疗流程重组中的应用,通过建立新流程的模型进行灵敏度分析和 Monte Carlo 模拟,最终确定了明显改善医院服务质量和经济效益的最佳方案并运用于实践,成效显著。这类 BPR 是目前业务流程重组的最高层次,也是重组的最终目标。

由以上三种类型的业务流程重组可以看出,各种重组过程都离不开数据库、计算机网络等信息技术的支持。企业资源计划(ERP),或称企业资源规划,其核心思想是实现对整个供应链的有效管理,与 ERP 相适应而发展起来的组织间的BPR 创造了全部 BPR 的概念,这是全球经济一体化和互联网广泛应用环境下的BPR 模式。

二、流程重组的原则

BPR 是对现行业务运行方式的再思考和再设计,其应遵循以下基本原则。

(1)以目标为导向调整组织结构 在传统管理模式下,劳动分工使各部门具有特定的职能,同一时间只能由一个部门完成某项业务的一部分。而 BPR 打破了职能部门间的界限,由一个人或一个工作组来完成业务的所有步骤。随着市场竞争的加剧,组织需要通过重组为顾客提供更好的服务,并将 BPR 作为发展业务和拓宽市场的有效途径之一。

(2)让执行者拥有决策的权力 在系统的支持下,让执行者拥有工作所需的决策权,可以消除信息传输过程中的延时和误差,并对执行者产生激励作用。

(3)取得高层领导的参与和支持 高层领导持续性的参与和明确的支持能明显提高 BPR 成功的概率。因为 BPR 是一项跨功能的工程,是一次改变组织模式和人的思维方式的变革,必然会对员工及其工作产生较大影响。特别是 BPR常常伴随着权力和利益的转移,有时会引起某些特定人群,尤其是中层领导层的抵制。在这种情况下,如果没有高层领导的明确支持,那么 BPR 是很难推行的。

1. 选择适当的流程进行重组

在一般情况下,组织是由许多不同的业务部门构成的。一次性重组所有业务会导致其超出组织的承受能力。因此,在实施 BPR 之前,要选择好重组的对象。首先应该将那些可能获得阶段性收益或者是对实现组织战略目标有重要影响的关键流程作为重组对象,使组织尽早获得 BPR 成果,这样有利于在组织中营造一种乐观、积极参与变革的氛围,减少人们对现状改变的恐惧心理,从而促进 BPR 在组织中的推广。

2. 建立通畅的交流渠道

从组织决定实施 BPR 开始,组织管理者与员工之间就需要不断地进行交流。组织管理者要向员工宣传 BPR 带来的机会,如实说明 BPR 对组织机构和工作方式的影响,特别是对相关员工自身岗位的影响及组织所采取的相应的解决措施,尽量取得员工的理解与支持。如果隐瞒可能存在的威胁,那么反而有可能引起组织内部动荡不安,从而使可能存在的威胁成为现实。

BPR 思想是一种着眼于长远和全局,突出发展与合作的变革理念,在其实施过程中还应注意以下几点。

(1) 组织结构应以产出为中心,而不是以任务为中心。组织须围绕目标或产出而不是单个任务来设计员工的工作,应由一个人或一个小组来完成流程中的所有步骤。

(2) 让那些需要得到流程产出的人去执行流程。在过去,由于专业化精细分工,因此组织的各个专业化部门一般只承担一项工作职能,同时又是其他部门的顾客。例如,在以往的流程设计中,会计部就只负责会计工作,如果该部门需要一些新铅笔,就只能求助于采购部,于是采购部需要寻找供货商,询价,发出订单,验收货物,然后付款,最后会计部才能得到所需的物品。在这一流程设计中,工作确实能完成,并且在采购贵重物品方面显示出专业化采购的优势,但是对于如采购铅笔这类低价的非战略性物品,这一流程就显得笨拙而缓慢,并且用于采购的各项间接费用往往超过所购物品的成本。然而,在当今信息技术广泛应用的时代,一切变得简捷了。通过数据库和专家系统,会计部可以在保持专业化采购所具优势的条件下,自行快速作出采购计划,完成简单的物品采购工作,这既能尽快得到所需的货品,又节约了组织的运营成本。

(3) 当与流程关系最密切的人可自行完成流程时,虽然大大消除了原有各工作组之间的摩擦,减少了管理费用,但是这并不意味要取消所有专业部门的职能设置,如上述案例中提到的组织主要设备和原材料还是需要由采购部来专门完成。因此,相关流程具体如何实施,还是需要以全局最优为标准,不能一概而论。

(4) 将信息处理工作纳入产生这些信息的实际工作中去。在过去,大部分组织设立了相应的部门来专门收集和处理其他部门产生的信息。这种安排主要还是受以往管理思维的限制,即认为低层组织的员工没有能力处理工作现场产生的信息。如今伴随着信息技术的普及和员工素质的提高,简单的信息处理工作完全可以由低层组织的员工自行完成。

第二节　实施步骤和方法

医院医疗工作流程是指患者到达医院就诊直至离开医院的一系列活动的过程。它以患者的流动为中心,反映从患者到达医院,经历各个服务作业直至最终离院的过程,一般由门(急)诊、住院和出院等几个大的子流程构成,每个大的子流程又分别包含若干个小的子流程。医院医疗服务整个过程的等待时间、逗留时间以及医院的服务能力和水平是整个流程的关键,而患者满意度的提高与这些因素是直接相关的。

一、实施步骤

借鉴企业BPR的实施路线(见图4-2)和实施经验,结合医院的工作特性,PPR可以分为以下6个步骤进行。

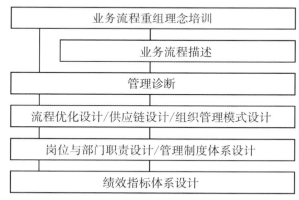

图4-2　业务流程优化实施路线示意图

(一) 了解当前患者就医流程,梳理出流程清单

明确研究对象和范围,系统思考医院相关流程的分类,绘制医疗流程图。流程图绘制符号见表4-1。

表4-1　流程图绘制符号

图　例	说　明
（开始）	流程开端——例如:患者就诊
活动 （流程步骤）	活动——流程图的主要组成部分,表示流程进行过程中的动作,如开票、计划下达等。活动详细程度应抓住问题点,若是一些比较规范的地方,则可不用详细表述
信息文档	信息文档——表示某项活动产生的数据,如文件、报表、报告、计划书等,信息文档随着活动的流向而流动
＜决策点＞	决策点——审核、核查、判断,表示一些会产生YES和NO的活动。例如:处方合理性的审核
↓→	表示信息传递,如活动顺序、逻辑关系等
（1） 其他流程	流程迁移——某个较大流程的一个部分,表示一些活动的集合。不能用简单的活动表示,若本身包含很多活动,或涉及较多岗位,则可做子流程处理

（二）确定流程重组的目标

审核并确认流程清单,按照筛选流程的原则,如提高服务水平、缩减流程循环时间、缩减等待时间、增加效益、降低成本、减少费用等,结合医院整体战略目标和绩效改进预期,通过叙述性描述、流程的技术性描述、社会系统分析,最终确定核心流程目标。

（三）确定流程重组项目团队和实施流程重组的方法

1. 建立项目团队

项目团队的要求如下:①项目团队的规模不能太大,有效的团队应该大小适宜,能够满足协作的要求。协作来自于协调的技能和相互支持的素养。一般情况下,最理想的成员数为6～10名。②团队应该有相应的混合型技能和经验。③团队拥有不同层次的代表。例如,在团队中,工人和管理层都应有自己的代表。④团队应该将主要精力放在变革项目上。⑤团队的目标必须清晰,是基于现实且具有挑战性和可测量性。⑥团队必须讲求效率。

2. 基于业务流程重组的信息系统战略规划

基于业务流程重组的信息系统战略规划一般可分为5个阶段,包括系统战略规划阶段、系统流程规划阶段、系统数据规划阶段、系统功能规划阶段及系统功能实施阶段。

3. 流程优化效率分析

（1）从业务流程管理角度,可运用价值链分析方法对业务流程进行分析,优先判断各环节是否为增值活动、非增值活动或可疑活动。

（2）分析可疑活动类型,如检查、输送、耽搁和储存。

（3）对流程的各节点进行重组,包括清除并简化非增值环节、整合同一岗位承担的多项任务、增加关键节点的增值环节及重排流程各环节(见表4-2)。

表4-2　流程优化的技巧

清　除	简　化	整　合	自动化
过量产出	表格	活动	脏活
活动间的等待	程序	团队	累活
不必要的运输	沟通	顾客(流程上游方)	乏味的活
反复的加工	物流	供应商(流程下游方)	数据采集
多余库存			数据分析
缺陷、失误			数据传输
活动重复			
活动的重组			
反复的检验			
跨部门的协调			

4. 流程节点效率分析

（1）分析各环节所需时间。

（2）统计原有流程效率和优化后的流程效率。

（3）分析非增值率及效率优化率(见图4-3)。

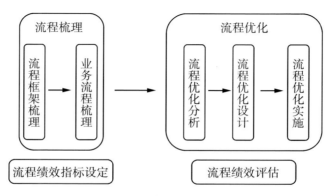

图4-3　流程梳理及优化示意图

（四）建立医疗流程模型并对其进行分析，找出流程的瓶颈

筛选核心流程设计调查表，对顾客（包含内部和外部，即院内工作人员和患者）进行问卷调查，统计分析调查结果，根据排序确定需要改进的薄弱环节，分析薄弱环节所处的流程（见表4－3）。

表4－3　目标流程设计分析表

流程的进一步改进意见（可以考虑清除、简化、填补、整合、自动化等）					
序号	进一步改进意见				
1					
2					
流程对计划提出的要求					
序号	计划名称	主要内容	审批	指导范围	备注
1					
2					
流程对岗位提出的要求（可以考虑知识、能力、素质等）					
序号	岗位名称	对岗位提出的新的要求			备注
1					
2					
流程对部门提出的要求					
序号	部门名称	部门职能的调整			备注
1					
2					
流程对制度提出的要求					
序号	制定部门	制度	修订内容	审批	约束对象 备注
1					
2					
流程对绩效提出的要求					
序号	绩效指标	计算	异动原因	被考核人 考核人	措施 备注
1					
2					
流程对报表提出的要求					
序号	报表名称	内容	提交方	提交人 接收人	备注
1					
2					

续表

流程对IT提出的要求							
序号	应用系统	功能	应用	集成关系	基础数据	数据负责人	备　注
1							
2							
3							
其他需要说明的事项							
1							
2							

（五）确定解决的方法，建立新的医院流程并进行模拟

再设计就是从工作目标而不是各部门利益出发，重新界定各流程中所涉及部门的职责和相互关系，即转变机构职能；重新整合医院相关的人力、财力、物力、时间、信息等要素资源，即优化资源配置；进一步改进管理制度中存在的缺陷，即完善管理制度；进一步细化重点工作标准，即加强标准化建设。重新绘制新的流程图，并形成医院流程优化与再造实施方案。根据重组目标修正确定新的流程并加以实施。在实施该步骤的过程中，应注意以下几个方面：①构建有助于控制关键偏差的组织；②工作的基础单元是"整体工作"；③工作团队成为组织的构建模块；④在源头控制偏差的发生；⑤提供信息反馈系统；⑥在工作点进行决策；⑦控制流程与信息流程集成；⑧设计能够激励员工的工作；⑨核心活动获得广泛的支持；⑩一次性获取数据；⑪功能存在冗余；⑫工作团队是一个学习系统；⑬使用信息技术获取、处理和分享信息。

（六）实施修正

通过建立流程重组团队，关注实施中的特殊问题，定义优化目标，开发解决方案，进行组织文化的彻底变革，从而将变革标准化。在医院组织实施流程重组方案的过程中进行现场观察，同时进行问卷调查，观察流程并评估改进效果，从而提出改进方案以使流程更完善。

二、流程重组实施中工具的使用

在医院流程重组前，应运用文献综述的方法对以往的研究进行总结分析。在筛选核心流程时，可以运用问卷调查、现地调研、头脑风暴、绩效重要性矩阵、

流程优先矩阵和思维导图等方法。在流程分析诊断时,可以运用流程图、鱼骨图、逻辑模型、成本效益分析、柏拉图、排队论、系统动力学模型等方法,也可以借鉴6σ质量管理理论中的DMAIC方法对某些已有流程进行现状测量,分析和改善流程,并加强控制。在流程再设计时,可以运用头脑风暴法、数学模型仿真法,以及借鉴工业流程理论中的工作研究和程序分析等方法对有关流程进行清除、合并、重排、简化;此外,还可以借鉴6σ质量管理理论方法对某些重新设计的流程进行定义、测量、分析、设计和验证,也可以借鉴组织变革理论中的组织结构设计和再造方法对医院组织结构进行革新,减少管理层次,打破固有组织边界,扩大员工的工作范围,建立学习型组织,重新形成团队以适应各类流程变化所需要的机构职能。在进行实证检验时,可以运用上述多种分析方法对结果进行评价。

第三节　医院药学流程重组设计

　　医院是一个十分庞杂的系统,设有数目众多的临床科室和辅助科室,以及职能科室、后勤科室等;同时,医院也是一个庞大的流程集,患者从门诊到入院、药品从采购到使用、管理措施从制定到实施、药学服务从实施到监控,每一项工作循环一次就是一个流程。面对如此繁多的流程,如何对其进行分类成为医院药房流程重组设计的一个重要问题。通过文献查阅和系统思考,我们不难发现医院药学的流程主要有以下三类。

　　(1)业务流程　业务流程主要指医院药学自身业务需要而产生的各类流程,如药品调配流程、输液调配流程、药品采购流程、排药流程、医嘱审核流程、送药流程等。

　　(2)服务流程　服务流程主要指一切与患者接触而产生的各类流程,如用药交代流程、药学监护流程、药物咨询流程、药品发放流程等。

　　(3)管理流程　管理流程主要指医院药学部门内部各种管理制度和监控流程的制定,如绩效考评制度、物资采购制度、药品养护制度、药品报损制度、奖金分配制度等的制定。

一、PPR结果评价

医院药学流程重组的结果评价主要取决于医疗机构涉及的药物使用与管理职能、资源配置、管理制度和标准化建设四个方面。

（1）机构职能要从流程为组织而定的职能管理模式转变为组织为流程而定的业务流程管理模式，要彻底摒弃专业分工的思想，充分发挥员工在整个业务流程中的作用，使业务流程整体达到最优。

（2）资源配置要从根据历史数据分析的优化整合模式转变为根据即时数据改进的持续优化模式，一切从方便患者出发，从提高医疗质量出发，从节约成本、提高效益出发，持续优化、整合各类资源。

（3）管理制度要不断完善，以适应流程重组后的组织分工，形成职责明确的流程管理，使每个环节都能有效地实现"无缝衔接"。

（4）标准化建设要逐步形成规模，形成药物使用闭环体系，如HIMSS评审以及JCI国际认证，使每一个类似患者在医院都能获得同质化的服务，切实将人为因素造成患者预后的差异降到最低。简单地说，可以采用以下指标进行归纳：患者就诊满意率、内部工作人员满意率、用药差错（medication error, ME）和投诉发生率、服务效率指标（患者各种等待时间、员工服务时间、各类物流送达时间）、流程图变化比较、医疗数（质）量指标（就诊人数、住院人数、平均住院天数、床位周转率等）、医疗成本占毛收入的比重等。

二、PPR实施的思考

从企业到医院，PPR的实施最终获得巨大成功的例子目前并不多，失败的例子却比比皆是，总结下来主要有以下几个原因。

（1）医院管理层没有高度统一、鼎力支持PPR的实施   实施PPR的过程是一个打破内部原有工作流程，重新划分机构职能的过程，必然牵涉到方方面面的利益，没有管理层的坚定决心是很难实现的。

（2）急于求成   PPR是一项系统工程，是一个持续优化、循环向上的过程，需要精心准备，稳扎稳打，不断改进。

（3）预期过高   PPR是一场内部变革，它既影响不了市场，也左右不了宏观政策，故提出一个合理的、现实的、可达到的目标更为实际。

（4）资源配置不充分　PPR的实施需要相应的人力、物力和财力，还需要建立严格的培训和教育制度，否则固有的观念和习惯很难得到转变。

（5）过分依赖信息技术　信息技术是辅助和加速PPR的一个重要手段，但它只是PPR的一个部分；此外，PPR的成功更多地依赖组织、人事、组织文化等方面的变革。

三、PPR目标流程设计案例

（一）医院药学业务流程

综合文献报道信息可知，当前医疗机构实施流程重组的前三个领域依次为门（急）诊（53.57%）、住院及手术（25.00%）、医技（8.93%），而行政和后勤的流程重组研究则较少。前三个领域均与患者密切相关。医院最核心的流程，尤其是门（急）诊，因其具有患者数量多、人员流动快、时间要求紧、科室涉及多等特点，往往成为医院流程重组的首选。本案例就是从某医院急诊药房业务流程出发，通过现状分析发现流程中的问题并加以改善。

1. 急诊药房业务流程现状

经过现场调研发现，目前该医院急诊药房业务流程还处于传统的状态，多处业务环节仍未实现信息化，特别是急诊输液药品的流通（见图4-4）。

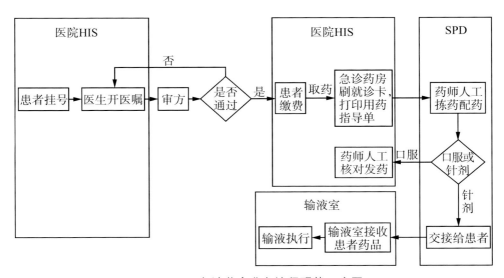

图4-4　急诊药房业务流程现状示意图

存在问题具体如下：

（1）药师拣药配药还是纯人工操作，未应用信息系统进行核对及监控，这会增加药师拣药配药的出错率，直接影响患者的安全用药。

（2）核对发药是确保药品与处方相符的一个重要环节，更是非针剂药品核对的最后一关。但目前该急诊药房仍是人工核对发药，在业务量大的情况下，难免出现差错。

（3）对于输液药品，目前该急诊药房是交由患者携带到输液室并交给护士进行配制及执行输液的。在患者携带药品到输液室的过程中，药品基本处于无监管状态，这不符合院内药品闭环管理中的避免患者接触药品的标准，难以保证药品的安全性和有效性。

2. 重组后的急诊药房闭环流程

针对该急诊药房的业务现状，结合相关信息化标准，可梳理制定业务流程重组方案，以期形成完整的闭环流程（见图4－5）。

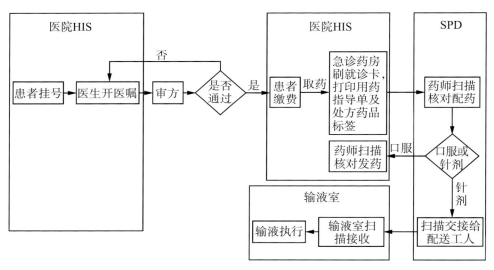

图4－5　重组后的急诊药房闭环流程示意图

重组方案如下：

（1）在药师拣药配药业务重组环节，药师使用PDA扫描处方药品标签进行一一核对，实现拣药配药环节信息化及可追溯，这可以大大减少药师的配药差错，保障患者安全用药。

（2）在药师核对发药业务重组环节,实现信息系统扫描核对,可以避免人工核对的局限性,大幅降低药品调剂错误的发生率。

（3）在输液药品的运输业务重组环节,增加信息系统扫描交接环节,由专人或物流系统将药品运送到输液室,可以避免患者直接接触药品,消除药品从急诊药房到输液室运输过程中的安全隐患。同时,输液室的输液系统新增扫描接收药品功能,完成运送药品的信息化衔接,实现系统对输液室药品交接情况的监控,使其符合药品闭环管理标准。

（二）医院供应链业务流程

1. 政策背景

随着我国医改向纵深化推进,药品零差率已在全国各级公立医疗机构全面实施。实行零差率后的公立医院,药房逐渐由利润中心转变为成本中心,而大型医院的药剂科作为医院重资产、重人力的汇聚地,其成本属性更是显露无遗。新医改对医院运营效率与综合服务能力的要求在不断提高,医院在管理优化、成本控制和效率提升等方面面临着空前巨大的压力。随着医疗机构对精细化管理的诉求与日俱增,如何建立一种新的运行模式,释放管理、成本和效率方面的压力,已成为当前医疗机构共同面临的一项重要的科学命题。

基于以上政策与行业背景,医疗机构势必对现有流程进行成本效应分析,再设计并进行流程重组。

2. 医院供应链创新服务现状

医院供应链创新服务(SPD),即通过信息系统的建设,医院库房的改造,自动化设备的运用,条码、电子标签(RFID)等物联网先进技术的使用,医院工作流程的改造等来打造医院院内物流的创新业务模式。

SPD起源于20世纪六七十年代,并于80年代应用于医疗机构。多年的实践证明,SPD在优化服务质量、提高医院运营效率等方面取得了显著的成效。

（1）SPD业务现状 SPD部门需组建一个专业过硬、经验丰富的团队,将专业化服务从院外延伸至院内,内容涵盖院内物流项目咨询、总体设计、现场实施、流程优化、库存优化、供应渠道优化及运营管理等业务。

近年来,上海医药旗下的上药控股SPD项目在全国多家重点医院顺利推进。凭借技术创新和社会价值等方面的优势,其成功塑造了多家行业标杆医院,并在2016年中国健康产业峰会上荣获健康产业创新"奇璞奖"。

（2）SPD信息系统框架　SPD模式的实施可分为平台建设、药库管理、药房管理及用后结算四个部分。创新性的信息化平台建设是智慧供应链的基础，上药控股为医疗机构提供定制的B2B平台和SPD系统，通过挖掘每家医院的个性化需求，为其量身设计符合实际医疗需求的信息系统、工作模式与流程，显著提高医院信息化覆盖范围，实现全程信息化管理。通过现代医药物流仓储管理系统（WMS）与HIS、SPD信息系统、HRP系统的有效对接，打通了医药供应链的上下游，从而实现医疗物资的全程高度信息化和质量可控。

同时，该公司为医院客户开发了基于SPD信息系统的各类子系统，如药品管理系统、智能设备管理系统、医用耗材管理系统等，从而满足了客户的差异化需求，可以更好地为医院提供增值服务（见图4-6）。SPD信息系统的开发与

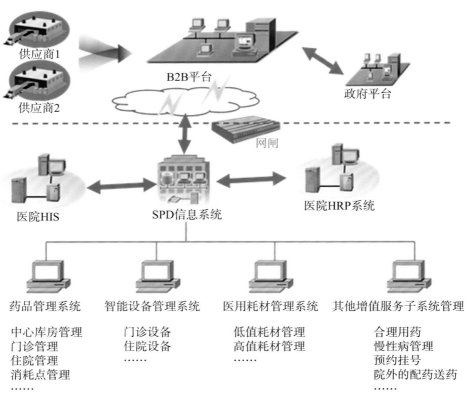

图4-6　SPD流程架构示意图

投放不仅实现了药品耗材物流、信息流、资金流的重塑,优化了医院供应链,而且在很大程度上强化了医院在药品及医疗物资使用、质量监管方面的主体地位,使医院真正实现"零库存",在降低库存压力的同时,也有效地缓解了医院的资金负荷。

第五章 流程重组在医院药房的实践

　　医院药房流程重组可以通过基于传统流程四大模块(即输入环节、加工环节、输出环节和管理控制系统)的有机剖析及痛点挖掘,同时从实现方式和技术手段两个方面进行分析来掌握工作模块的核心价值及实际需求,并构建前瞻性的发展规划和战略目标。以传统的工作模块作为流程重组的要素,就需要对其现状及持续存在的原因进行深入的探讨,并阐述其在整体流程中的定位、作用和意义,从而确立重组思路和重组方向。在重组使用新的技术手段或辅助模型时,不能脱离实际的工作内容,应与流程现状进行科学的比较,从多角度、多环节进行成本、质量、服务和效率等方面的评价,以得出最优结论。在实施工作模块的新技术时,也必须对其适用的工作场景进行梳理,从工作内容和工作规范等方面明确其使用价值。同样,在完成流程模块有效重组整合时,良好的管理控制系统是提高效率、优化业绩的重要因素,因此需要同步建立管理控制系统并给予良好的运行环境。最后,以患者需求为导向,以最佳效能为目标,就可以成功地完成医院药房流程重组,达到进一步改善患者就医体验、确保患者用药安全的目标。

第一节　输入环节

　　目前,国内医院的药品物流一般分为"药库—药房—科室"三级结构,大部分通过 HIS 进行统一管理。传统的 HIS 专注于患者的诊疗环节,专注于医嘱、处方在院内的流转,对药品流通环节的管理较为宽松,仅做到账目的记录,对药品物流过程管理的支持偏弱。

一、入库验收

药品的入库工作是保证药品质量,减少差错,防止假药、劣药进入医院及保证临床用药安全的重要步骤。药品入库包括药品物流入库与信息入库,其需要依托一定的物流设备、条码系统和管理信息系统,通过优化药品入库环节中的验收、上架、入库、存储等作业过程,从而实现药品物流的入库与信息流的导入。药品的入库管理不仅要求作业精细,而且需要较高水平的信息化系统的支持。

药品到货后,收货人员根据供应商提供的随货同行联核实药品实物,依据运输凭证核查运输方式,做到票、账、货三者相符。核实内容包括药品名称、规格、批号、数量、收货单位和地址、联系方式、发货日期、运输方式等。

(一)实现方式及技术手段

验收入库主要有传统的手工入库与智能化入库两种模式,而智能化入库模式则可以通过局域网条件下的PDF-417条码格式入库与互联网条件下的Data-Matrix条码格式入库两种方式实现。

1. 传统手工入库模式

在传统医院药库运营模式中,药品入库信息通常采用将纸质单据(见图5-1)内容手工输入HIS的方式。在整个药品供应链流程中,供应商会将药品和随货同行联一起送达。随货同行联上印有该批次药品的详细信息,如药品名称、批号、有效期、数量,以及对应的发票等相关信息。药库管理人员在收到货物的同时需要验收实际到库药品,并确认与随货同行联上的信息是否相符。在验收无误后,药库管理人员还需将入库药品信息手工输入HIS,才能完成此次入库(见图5-2和图5-3)。

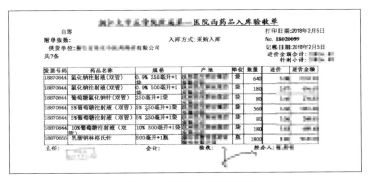

图5-1　纸质单据示意图

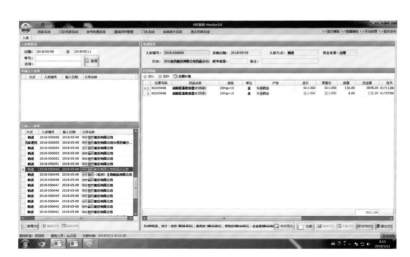

图5-2　将纸质单据内容手工输入HIS示意图

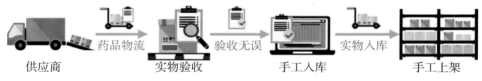

供应商　　　　　实物验收　　　　手工入库　　　　手工上架

图5-3　传统手工入库流程示意图

2. 智能化入库模式

所谓智能化入库模式,是指通过综合应用互联网技术及国际物品编码协会(GS1)标准条码管理体系(见附录)来实现药品入库信息的快速录入,其极大地提高了药库管理的精细化水平及运行效率。

便携式手持移动终端设备(如PDA)的发展为智能化入库提供了硬件基础,与此配套开发了院内药品物流管理软件(APP),结合药品验收、上架、拣货、复核、盘点等药剂科业务流程中的各个环节,可以实现全流程的无纸化操作,进而形成一体化的药品物流闭环追溯管理体系。

在实际操作中,当供应商将药品配送到医院时,验收人员使用PDA扫描包装箱上的物流信息码,即可获取该箱药品的收货信息,并依据此信息对实物药品进行核对,经核对无误后点击确认,入库信息即通过电子数据交换(EDI)的形式自动传递给HIS,从而完成信息的快速录入。

根据不同医院的网络情况,智能化入库模式可以通过以下两种途径来实现。

(1)局域网条件下的PDF-417条码格式入库　在仅有无线局域网的药库

中,药箱条码采用PDF-417格式,将收货的所有信息如药品名称、规格、产地、批号、数量、供应商等信息通过一定的规则组成条码(见图5-4)。收货时,收货人员使用PDA对药箱上的条码进行扫描,系统APP对条码内容按照规则进行解析,经确认后,入库信息即通过电子数据交换的形式传递给HIS(见图5-5)。

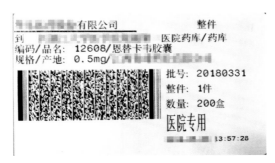

图5-4　PDF-417条码格式示意图

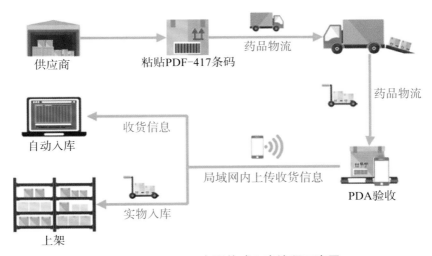

图5-5　PDF-417条码格式入库流程示意图

（2）互联网条件下的DataMatrix条码格式入库　在具备无线互联网条件的药库中,可以使用DataMatrix条码系统进行入库作业。供应商在发货时,将二维条码标签(见图5-6)粘贴于药箱上,该二维条码关联的是药品的医院端入库信息。发货后,供应商将该信息上传到云平台,并进一步传输到医院端对应的服务器前置机中。当药品送达医院药库之后,

图5-6　DataMatrix条码格式示意图

药库验收人员使用PDA扫描药箱上的条码,系统APP通过云平台获取当前药品的入库信息,核对无误后确认收货上架,HIS即完成收货作业(见图5-7)。

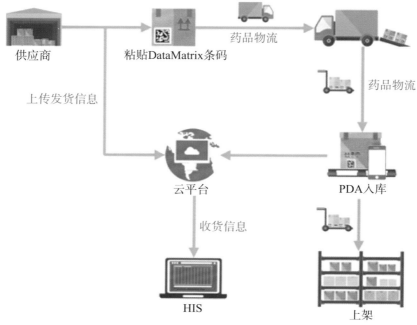

图5-7 DataMatrix条码格式入库流程示意图

PDF-417条码和DataMatrix条码比较见表5-1。

表5-1 PDF-417条码和DataMatrix条码比较

条码类型 项 目	PDF-417条码	DataMatrix条码
网络	配备局域网	配备外网
数据	条码中需要集成所有收货信息; 无须供应商提前将收货信息发送至云平台; 需要供应商提前做好货品对应	条码中需要集成关键收货ID; 需要供应商提前将收货信息发送至云平台; 货品对应可收货前做,也可收货后做
条码限制	条码打印体积大; 条码需要特定扫码器识别; 一旦条码出现污染、破损,将可能无法扫描入库	条码打印体积小; 常见扫码器都可识别; 条码出现污染、破损,也可使用PDA查询工具收货

（二）结论评价

传统的手工入库相对比较原始,在进行人工操作时,既要将随货同行联与实物药品信息进行核对,又要手工将随货同行联信息录入HIS,耗时多,工作烦琐,占用药库工作人员大量时间,人工成本过高。

而采用智能化的条码验收入库模式,收货人员在进行扫码作业后,收货信息直接生成药库的入库清单,自动导入HIS并生成入库信息,无须人为入库操作,可以减少因反复手工操作产生的差错及药库工作人员的工作量,极大地提高了药库的工作效率与管理效率。相较于手工入库,智能条码验收入库需要在前期投入一定的成本:①条码入库管理系统;②条码采集器(如PDA)若干;③医院内外网无线接入端口。

传统手工入库模式和智能条码入库模式比较见表5-2。

表5-2　传统手工入库模式和智能条码入库模式比较

项　目　＼　入库模式	传统手工入库模式	智能条码入库模式
差错率	人工输入,容易出错	扫描条码自动导入数据,几乎不会出现错误
效率	手工输入烦琐,容易疲劳; 逐条录入,浪费时间; 两次操作,复杂烦琐	扫描条码,轻松快捷; 自动生成库单,节约时间; 一键完成,简单明了
人员安排	需要验货、入库、上架三组人员	需要验货、上架两组人员

二、预处理模块

针对医院药剂科、门诊、病区、PIVAS用药现状中存在的需求,研究人员设计了医院药房药品预处理模块,其可以在药品进入医院药库后,根据需求对药品进行拆包、打包及赋码等预处理,在方便药师、患者的同时,又能提高服务质量。

（一）实现方式及技术手段

1. 拆包处理

1）药库拆外包装处理

药品外包装在物流仓库及运输途中可能受到污染,不利于维护药库药品的储存环境,同时为了达到更高的管理水准,故药库在收货时可实施拆外包装预处理。

拆包装工作需要在专门设定的区域内进行,一次只对一个批次的药品进行拆包(见图5-8)。在拆包工作前,应先检查药品外包装有无水渍、浸湿、变形等。在拆包时,先小心拆开药品外包装,避免对箱内药品造成损伤;然后清点箱内药品数量并检查药品内包装是否完整,以免出现箱内数量与订单数量不符的情况。

2)针剂拆零处理

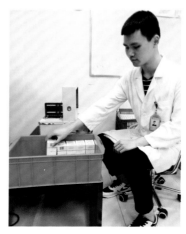

图5-8 专区拆包装工作示意图

对于发往药房的针剂,在药品出库后,需要进行拆零拆外包装处理。一方面,检查其外观、质量:①针剂的包装是否完整;②包装形式是否有变化,包括是否压扁,是否有水渍、霉变等;③针剂的性状是否有变化,包括变色、浑浊等。另一方面,若针剂有瓦楞纸箱包装,则需要在针剂进入药房二级库之前拆开纸箱,将药品连同内包装集中放于一容器内(如塑料周转箱),防止将瓦楞纸板带进二级库。

部分医院药房没有专业的拆零工作及拆零区域,通常会存在以下主要问题。

(1)拆零针剂储存不规范 有些拆零针剂在储存方面有特殊要求,如需避光、阴凉、冷藏,拆除原内包装,会增加这类药品质量发生变化的概率,从而给拆零针剂的管理埋下很大的隐患。

(2)不同品规、批次的针剂同时拆包 部分药师为图方便,在操作台上同时拆零不同品种的针剂,而部分不同品规针剂的外观十分相似,一旦药师疏忽大意,就易发生混淆而造成医疗事故。此外,不同批次的药品混合,可能因缺乏专业的有效期管理而导致药品过期失效。

(3)无独立的拆包专区 部分医院将药品瓦楞纸外包装带入二级库中并与其他针剂混合存放,或直接在二级库中进行拆包作业,而没有设置专门的拆包操作台,拆包产生的包装及纸屑就会影响二级库的洁净度。

拆包工作需要在专门的拆包间或区域内进行,并配备拆包台。例如,根据需要可配备细胞毒性药品及肿瘤药品专用拆包台(见图5-9)。拆包台配备大功率离心风机,可以使台面部分处于负压状态,吸除拆包产生的毒性粉尘、纸屑,从而减少药师的职业暴露伤害。

拆包完成后,应严格按药品的保存条件进行储存,需特殊保存的针剂还应配备冷藏柜或避光设施等,以保证药品的储存条件符合要求。当拆包的药品中有近效期药品时,应采用近效期标签等方式将其标注出来,以便于有效期管理人员进行管理。

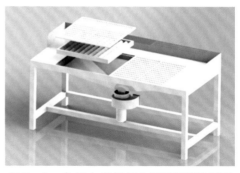

图5-9　负压专用拆包台示意图(适用于细胞毒性药品及肿瘤药品)

3）口服药品拆零分包处理

为了便于药品管理及临床用药安全,药师在根据实际情况进行调配前,将口服药品的原包装预拆封后非整包装使用。

（1）准备工作　药品拆零操作应在符合条件的拆零场所进行。我们建议药房配备摆药间及专用操作台,并添置分包机、剥药机、数药机等相应的设备、器材,以及配备足够的货架与药盒来存放药品(见表5-3)。

表5-3　拆零设备及其主要功能

拆零设备	主要功能
分包机	适用于药房拆零药品自动分包; 内置打印机根据HIS传来的医嘱信息自动打印用药指导标签; 智能拆零分包机配备智能药盒存放药品
剥药机	在剥药的同时,对剥出药粒自动进行计数; 可拆剥各种成行包装于药板中的片剂和胶囊
数药机	可用于清点拆零的片剂、胶囊; 可计数协定数量药品

在药品拆零前,首先检查其外观、性状:①药品的包装是否完整;②包装形式是否有变化,包括是否压扁,是否有水渍、霉变等;③药品的性状是否有变化,包括褪色、粘连等。凡质量可疑及外观、性状不合格的药品都不得拆零。

（2）拆零工作　在进行药品拆零工作时,应做好拆零记录,内容包括拆零药品的通用名、生产厂家、规格、数量、批号、有效期、拆零日期、登记签名等。使用自动剥药机进行拆零,一次只进行一种药品的拆零工作。在拆零后,除装入分包机外,其余药品均需放入储药瓶中,并注明药品的生产厂家、批号、有效期、拆零日期等内容,同时保留原包装的标签。

（3）分包工作　为保证洁净度,应使用分包机对药品进行分包。分包机在接收到HIS发送的处方信息后,自动分包并在分包袋上打印患者姓名、处方号(病历号)、药品名、规格、数量、用法用量、有效期、发放日期等基本信息(见图5-10)。若出现分包机无法处理的非整片情况,则需要药师手工摆药槽进行分包。

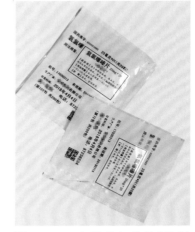

图5-10　自动分包药品(单剂量)示意图

2. 打包处理

经处方用药频次大数据分析发现,部分药品经常出现多盒发放的情况。为提高处方处理、出药效率,可以结合自动发药机的打包药品发药功能,采取部分药品打包出药处理的方式。

药品打包的种类及数量可根据医院的具体需求来确定。在确定打包药品的品种时,需要注意以下几点:①该药品长期以来单处方出药量大;②该药品包装规则,容易进行打包;③该药品的包装体积适宜;④药盒有一定的硬度。

打包机的功能是加固包装物品,避免物品在搬运过程中及储存时因捆扎不牢固而散落,同时还能使捆扎整齐、美观。

3. 赋码工作

为了便于医院药房自动化管理,应对药库出库药品进行赋码。

条码由两部分组成,分别为二维条码区与可识读信息区。药师可直接扫描二维条码区获取药品信息;在没有扫描器时,药师读取可识读信息区也能方便地获取该条码的部分信息。

如图5-11所示为某医院所使用的门诊条码。

图 5 – 11　条码信息示意图

在加药上架、拣药下架、核对发放时,药房工作人员都需要扫描该条码进行信息记录。

（1）在加药时,直接扫描条码进行加药即可获取该药品的基本信息,无须药师在机器上手工输入信息,这可以大大提高工作效率并减少人为操作产生的错误。

（2）在调配发药时,扫描发放清单与药品条码即可将清单与药品绑定,当需要追溯时,通过系统查询即可准确获知哪一个药品被发放给了哪一位患者。

目前,常见的赋码方法可分为自动化流水线式标贴与单体打印机手工标贴两种。条码包含每盒药品的物码、批号、有效期、序列号等信息,可用于药品全程化流通及追溯环节等。

1）自动化流水线式标贴

自动化流水线适用于整件批量贴标。作业时,将同批次药品排于自动贴码机（见图5 – 12）的工作台上,并将该件药品的基本信息输入贴码机的计算机端,

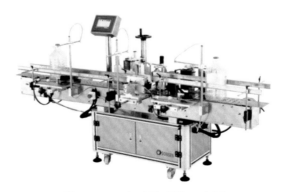

图 5 – 12　自动贴码机示意图

然后贴码机自动将排好的药品张贴上相应的条码。

2）单体打印机手工标贴

单体打印机适用于散件量少的情况，为人工手动标贴。通常药库管理系统中内置有条码打印模块，无须人工输入药品信息即可打印条码。

（二）结论评价

预处理模块的拆包、打包和赋码三个模块是相辅相成的，药品入库时进行拆外包装预处理，然后根据药品院内流通情况对药品进行拆包、打包及赋码处理（见表5-4）。

表5-4 药品预处理过程

过程 项目	拆包			打包	赋码
	药库	静配中心	病区		
工作内容	拆外包装	拆针剂内包装	拆片剂内包装；分包片剂	将药品按设定的数量规则打包	对每盒药品赋码
目的	维护药库药品储存环境；达到更高的管理水准	保证静配中心洁净度；提高静配中心工作效率；分批号管理	为病区患者提供分包药品；提高拆包分包效率	方便 ROWA 发药机多盒发药；提高处方处理、发药效率	实现药品院内流通追溯；自动化发药

三、储存管理模块

药品从流通企业到医疗机构，或从药库转运到调剂部门，经验收入库，即进入药品的储存管理模块。

药品储存指药品在从生产企业到消费领域的流通过程中经过多次停留而形成的储备，是药品流通过程中必不可少的重要环节。药品的储存管理模块是一个承上启下的模块，一方面需要将验收合格的药品加以分类储存，使之符合储存要求；另一方面，必须科学地上架与定位，有助于在下一环节方便、快速、准确地获取药品。

由于药物具有特殊性，易受温度、光线、湿度等环境因素的影响，因此在储存过程中会发生物理、化学以及生物学等变化。药品储存不当，会使有效期缩短、疗效降低、不良反应增加，甚至危及患者生命。因此，要保证药品的质量，必须有科学的储存方法及条件。根据《中华人民共和国药典》《中华人民共和国药品管理法》《中华人民共和国药品管理法实施条例》《医疗机构药品监督管理办法》等法律法规的要求,药品储存应做到以下几点。

（1）药品库房应符合要求　药品的堆放应保持一定距离,库房应具备防冻、防潮、防虫、防鼠等条件。

（2）药品应分类存放　库存药品应按普通药品和特殊管理药品(麻醉药品、精神药品、医疗用毒性药品、放射性药品等)分类存放,以及药品与非药品分开、内服药与外用药分开等。

（3）药品应按储存条件分别存放　①温度要求:常温库10～30℃,阴凉库不超过20℃,冷库2～8℃;②相对湿度45%～75%;③部分药品应注意遮光和密闭。

药品储存是药库的主要工作之一。在调剂部门(门诊药房、急诊药房、病区药房、静配中心),药品储存同样也是一个重要环节。药品被加到调剂区域的药架或者自动发药机也属于药品的储存环节。这些储存环节只是规模不同而已,其要求和技术手段是基本一致的。

（一）实现方式及技术手段

1. 人工储存管理模式

传统的药品储存是完全依靠人工进行的。在验收完成后,由药师按照货位提示将药品上架,并进行有效的储存管理。在药品定位方面,通常采取定点定位的模式,即药品的储存位置是确定的,在每个货位上需要标明药品的名称,并把这些确定的货位记录下来,以备查询(见图5-13)。

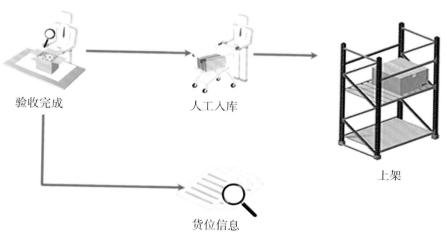

验收完成　　　　人工入库　　　　上架

货位信息

图5-13　人工储存管理模式流程示意图

这种储存管理模式的主要缺点有:场地空间利用率不高,出入库效率较低,受人为因素影响大,出错率相对较高,养护相对困难。但是,其成本投入低,操作简便,适应性强。目前,这种储存管理模式仍是主流的储存管理方式,适用于自动化程度较低的医院药库和调剂部门的二级库。

2. 人机结合储存管理模式

随着现代信息技术的发展,特别是条码系统的应用,越来越多的医院采取计算机辅助人工的储存管理模式来储存管理药品。这种模式将HIS与信息识别技术、自动化物流设备有机地结合起来,实现了药品储存和出入库的智能化。在验收完成后,系统自动提示药品的存放货位,并确认入库。在出库时,同样由系统提示需要出库的药品的存放位置(见图5-14)。如果使用的是智能货架,那么还可以有亮灯提示或显示屏提示。

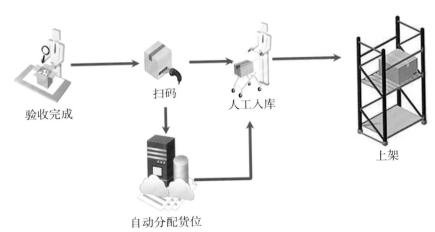

验收完成　扫码　人工入库　上架　自动分配货位

图5-14　人机结合储存管理模式流程示意图

在药品定位方面,可采取定点定位和非定点定位两种方式。定点定位,即药品的储存位置是确定的,在每个货位上需要标明药品的名称,并将这些确定的货位记录在HIS中。非定点定位,即货架上只有条码,无药品名称,药品的摆放位置由系统分配,同一种药品可能存放在不同货位。这种系统智能分配货位的模式除可实现智能养护外,还可自动将使用频率高的药品存放在距离近的货位,以提高工作效率。

这种储存管理模式的成本相对于人工储存管理模式高,适用于药品流通量较大的医院。其优点是场地空间利用率较高,出入库效率较高,出错率相对较低,药品养护相对简单。目前,这种储存管理模式已被越来越多的医院所采用。

3. 自动化储存管理模式

自动化储存管理模式是一种新的药品储存方式。立体仓储设备可实现仓储密集化、存取自动化、操作简便化及管理智能化。自动化储存管理模式主要由货物存取装置、电子货架、输送设备和控制装置四个部分组成,并采用计算机及条码技术进行管理。特别是机器人技术、条码技术、RFID技术、智能定位技术和传感器等新技术的应用,使自动化储存系统无须人工介入即可高效、准确地完成预定工作。

在药品验收完成后,自动化储存系统在接到入库指令后即开始工作。该系统自动识别药品、智能分配货位、主动定位上架,全程不需要人工干预。智能存取装置不但能按照指令自动存取药品,而且可以进行药品有效期管理,按照"近期先出"或"先进先出"的原则出库(见图5－15)。

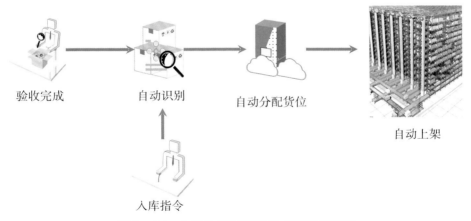

图5－15　自动化储存管理模式流程示意图

这种储存管理模式具有场地空间利用率高、出入库效率高、出错率低、药品养护简单、操作人员少等优点。但是,其前期投入大,维护运营成本高,因此只适用于大型医院或医联体中心药房等药品流通量大的机构。

(二)结论评价

不同的工作模式评价见表5－5。

表5-5　不同的工作模式评价

评价指标 工作模式	经济性	效率性	适应场景
人工储存管理模式	设备成本低,人工成本较高	效率较低	适用于中小医院的药库和大部分调剂部门的二级库
人机结合储存管理模式	设备成本和人工成本均适中	效率较高	适用于各级医院的药库和调剂部门
自动化储存管理模式	设备和维护成本高,人工成本低	效率高	适用于大型医院、医联体中心药房等药品流通量大的机构

第二节　加工环节

加工环节指药品及信息从存储输入至发放输出之间的处理过程,主要包括智能排号系统、HIS信号接收匹配系统、审核系统、调配系统、传输系统及缓存系统。智能排号系统将信息智能、合理地分派到接收系统后,通过HIS信号接收匹配平台进行信息接收交互,然后药师在审核系统中对处方或医嘱进行审核,确认无误后即进入药品调配环节,再利用各种传输方式,最终将药品传送至缓存处。

一、智能排号系统

智能排号系统又称排队叫号系统,该系统利用计算机的科学管理功能代替人为排队,是集电子技术、光电子技术、计算机技术、网络技术、多媒体触摸查询技术等高新技术于一体的控制系统。

长期以来,人们在相关办事窗口会面临排队等候人数过多、拥挤程度过高、排队时间过长的情况,这极大地困扰着顾客以及管理人员。为改善服务质量,树立良好的形象,彻底解决传统排队模式和业务办理中的各种问题,创造一个人性化的服务环境和舒适、公平、友好的等候环境,必须提供智能化的新型排号服务系统。

药学服务是医院医疗工作中的一个重要环节,日常就诊、治疗、护理工作都与药学调剂有很大的交集。由于药品需求量大,各环节的工作要点、时间需求、服务对象均不相同,因此传统的人工处理药品的模式早已不能很好地完成日常所需。现阶段各级医院的调剂部门主要由门诊药房、病区药房和静脉用药调配中心组成,并辅以各功能性较强的卫星药房。根据某机构2015年对全国三甲医院门诊量统计结果可知,门诊量超过5000人次/日的医院至少有60家,再加上临床对输液和单剂量药品的需求,医院药学部门面临着巨大的调剂压力,故需要妥善处理好调剂工作的优先次序。以门诊患者为例,在就医过程中面临"四长一短"(挂号排队时间长、候诊时间长、缴费时间长、取药时间长、就诊时间短)问题,药房作为终端服务窗口,则面临医患问题、时间问题和排队问题;而诸多病房对所供应药品的数量、时间、效率和准确率均有要求,这对病区药房和静脉用药调配中心的药品流动工作来说也是一个巨大的考验。因此,将智能排号系统加入整体流程体系中,可以提高工作效率,降低调剂压力,优化服务流程,改善工作环境。

(一)实现方式及技术手段

由于服务对象的特殊性和敏感性,因此医院药房对智能排号的需求十分强烈,且对其功能要求也较高。单纯地考虑时间因素来完成排号序列并不符合现阶段医院药房各部门的工作实际。因此,有效地定义药房调剂工作的对象,以单个对象(主要是患者个体,同时包括以病区为整体的对象)为队列中的节点因素,准确地集成各服务队列中所有节点的时间性、重要性、迫切性、优先级等,并考虑与药品相关的额外因素,以此为整体进行排序。通过预处理完成的排号程序,可以达成对服务对象的序列性管理,满足现代医院对药房的整体要求。

传统排队叫号系统主要由操作系统、信息存储数据库(本地或远端调用)、应用软件和硬件设备组成。我们将这个整体系统与医院实际情况相结合,建立一个可操作性强、多模式多渠道的医院药房智能排号系统。一方面,需要对整体信息数据库做前置性的定义,除了需要调用患者的基本信息(付费时间、姓名等个人信息)外,也需要对这个服务单体的具体情况做后台分析和比较。不同的患者,无论处于门诊就诊或处于住院诊疗,在药物使用以及就诊行为上都具有个体化差异,因此需要考虑到药物需求的迫切性(见表5-6和表5-7)、临床诊治的时间和患者个体差异等因素的不同。另一方面,患者在医院不同部门、不同诊治环节产生的对药物的需求度,其在医院不同区域取药行为的完成能力也都不尽相同,这就需要智能排号系统获取所有影响因素并作出分析来完成对患者的排序工作。患者就诊环节见图5-16。

表5-6 不同诊疗行为对药物需求的迫切度

诊疗行为	迫切度（按Ⅰ—Ⅴ级逐渐升高）
常规门诊诊疗	Ⅰ
常规病房诊疗	Ⅰ
网络诊疗	Ⅰ
常规输液	Ⅱ
常规检查	Ⅱ
紧急检查	Ⅲ
门（急）诊、病房小手术	Ⅲ
绿色通道治疗	Ⅳ
紧急抢救治疗	Ⅳ
高危患者	Ⅳ
社会公共卫生行为	Ⅴ

表5-7 不同临床科室在基础状态下对药物需求的迫切度

临床科室	迫切度（按Ⅰ—Ⅲ级逐渐升高）
普通门诊	Ⅰ
普通病房	Ⅰ
普通急诊	Ⅱ
临床检验、影像科室	Ⅱ
ICU	Ⅲ

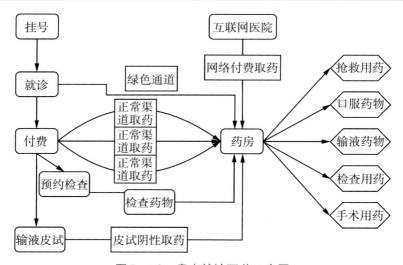

图5-16 患者就诊环节示意图

综合考虑以上所有差异因素,我们可以对智能排号系统进行基础分析,以便相应的患者或临床科室(以下简称药品获取方)获取药品。

1. 排号系统模式分类

根据排号系统应用场景的不同,可将排号系统模式分为以下几种。

(1)药房后台排号　医院药房在接收到包含患者信息、诊治信息和其他信息的综合数据后,可以结合自身的工作情况对所需要完成的药学调剂工作进行次序化处理,并通过不同的手段来表现这种排序工作的完成情况,如通过电视屏、LED屏、液晶屏等电子设备显示药品获取方信息,或通过院内广播系统等不同技术手段滚动播报药品获取顺序,将顺序信息发送给药品获取方等。

(2)收费窗口排号　在药品获取方付费完毕后,药房可以从收费窗口或自助机器上获取缴费凭证,此时可以通过排号系统将取药次序号打印在缴费凭证或独立的印刷体上,由药品获取方自行读取并根据所给予的次序号排队获得药品。

(3)取号机自助取号　从付费窗口至药房的路程中,药品获取方可以通过输入认证就诊信息,从设置在不同区域的药房取号机上获取自身的次序号,然后自行读取并根据所给予的次序号排队获得药品。

(4)病房预排号　在与病房相关的药品输送环节中,医护人员在输入并确认所需药品信息,系统根据患者信息和队列中已有的患者信息进行智能排序前,预先对所有病房进行排序,并将次序号发送到医护人员所在科室的医疗管理计算机应用系统中,在无特殊情况时根据此种顺序发放药品。

2. 药品调剂分配模式分类

根据临床诊疗结果、药物使用情况以及后续诊治需求等的不同,可将药品调剂分配模式分为以下几种。

(1)专科药物批次　当智能排号系统获取到专科就诊的患者信息时,即可将该患者直接分配至专科药物序列,以节约药师调剂和取药的时间。

(2)检验药物批次　智能排号系统在获取具有后续检验需求的患者信息后,可将该患者直接分配至检验药物序列,患者可直接取得后续检查检验所需要的药物。

(3)特殊人群分配批次　当就诊系统中出现高龄、危重、孕产妇及其他特殊人群时,智能排号系统会自动跟踪多个队列的工作状态,并将这类人群分配至取药耗费时间最短的序列,以保证患者的安全。

而在全新的医疗发展模式下,随着互联网医疗的快速发展和广泛应用,患者通过在线技术获得医生诊疗并付费后,如果需要前往医院实体药房取得药品,智能排号系统就会获取到该患者的就诊信息并将此信息加入到医院整体取号序列中,同时将次序号发送至患者自行使用的个人计算机端或移动设备端,患者则根据所给予的次序号前往医院排队并获得药品。

3. 获取次序号模式分类

根据药物获取端所使用的固定或移动智能设备的技术等因素的不同,在患者付费完毕后,可将获取次序号模式分为以下几种。

(1)传统打印模式　通过收费窗口、自助挂号缴费机、取号机等固定设备,在确认完毕患者信息后,打印出含有取药次序号的纸质凭据。

(2)移动设备模式　无论患者是否通过固定设备获取次序凭据,智能排号系统都会通过短信、微信、APP推送等方式将取药次序号及就诊信息发送到患者所持有的移动设备上。

(3)窗口确认模式　在智能排号系统确定患者次序号后,系统同时将包含所有信息的数据包传输至医院综合管理系统中,药学服务相关窗口在确认患者的实际信息后提供次序号,并要求患者据此排队取药。

4. 排序原理

为保证智能排号系统更好地完成日常取药序列的分配,我们可以采用传统马尔可夫链理论与现代排队论来综合分析并进行排队系统的理论性平衡建模,同时需要根据医院药房的实际情况综合考虑所有与医患相关的影响因素,并修正相关评价指标。

(1)进入过程　进入过程指患者从付费完毕到进入药房排队序列的过程,统计一段时间内进入过程的时间以及进入过程的患者人数,可以在一定程度上反映药房的工作强度。

(2)队列长与等待队列长　队列长指需要在药房窗口完成取药环节的全部排队的患者总数,等待队列长指在系统中排队等待的患者人数。两者均为随机变量,队列长等于等待队列长加上正在取药的患者人数。

(3)等候时间与消耗时间　等候时间指患者进入排队队列的时刻起到进入窗口取药的时间,消耗时间指患者等候时间与接受药学服务时间的总和。两者是患者最关心的数量指标,也是影响患者期望和满意度的主要指标。

（4）工作忙时与工作闲时 从患者进入系统排队队列直到服务窗口空闲为止,这段时间是药房窗口连续工作的时间,我们称之为工作忙时,它反映了医院药事的工作强度;与之对应的是工作闲时,即系统保持空闲的时间长。在整体排队系统中,需要综合考虑所有服务窗口的忙时与闲时交替出现,以使之进入一个完整的循环体系。

（5）消失过程 消失过程也可称为离去过程,指取药并接受药学服务的患者离开药房的过程。统计系统中一段时间内消失过程的时间以及离开患者的人数,可以从一定程度上反映药房的工作效率。

（6）优先级规则 优先级规则指每日取药队列形成后,系统挑选合适的患者进入窗口服务的方式。医院药房智能排号系统的主要影响因素是时间,当有较高优先级的单体进入体系时,系统会分析优先级的权重并采取中断较低优先级的服务或选择最合适的队列进行排序;同时,系统也需要规定同级单体的选择原则。

（7）系统容量 系统容量指药房整体在单位时间内可以保证优质服务所能容纳的患者数量,包括正在服务的患者和队列中的患者。根据系统容量可分为有限容量和无限容量两种排队体系。鉴于医疗机构的特殊情况,医院药房原则上可定义为无限容量排队体系;同时,系统也需要科学地计算出医院药房在正常状态下的最大排队容量。

（8）药房窗口数 根据医院规模的不同,药房所开放的服务窗口数量也不同,因此可设定多模式的多通道排队体系,用于应对不同调剂内容及不同分流规则的窗口设置。

（二）**结论评价**

排号模式评价见表5-8。

表5-8 排号模式评价

排号模式 \ 评价指标	经济性	效率性	适应工作场景	适应特殊模式	适应取号模式
传统人工排号	无成本	低	门诊,病房	无	无
药房后台排号	软件成本	高	门诊,病房,静脉用药调配中心	专科,检验,特定	传统,移动,窗口
收费窗口排号	软件成本	较高	门诊,病房,静脉用药调配中心	专科,检验	传统,移动
取号机自助取号	硬件、软件、场地成本	一般	门诊	专科,检验	传统,移动

续表

评价指标 排号模式	经济性	效率性	适应工作场景	适应特殊模式	适应取号模式
病房预排号	低成本	一般	病房，静脉用药调配中心	专科，检验，特定	传统，移动，窗口

二、HIS信号接收匹配系统

在医院药房的工作流程中,HIS是一款占据绝对核心地位的功能性软件。HIS利用计算机和通信设备,为医院所属各部门提供患者诊疗信息和行政管理信息的收集、存储、处理、提取并满足授权用户的功能需求的平台。它的主要目标是支持医院的行政管理与事务处理工作,减轻事务处理人员的劳动强度,提高医院的工作效率,辅助医院管理,从而使医院获得最佳的社会效益与经济效益。HIS中的药房管理系统主要包括数据准备及药品字典、药品库房管理功能、门(急)诊药房管理功能、住院药房管理功能、静脉用药调配中心管理功能、药品核算功能、药品价格管理功能、合理用药咨询功能等。在药品调剂环节中,HIS协助药师处理与临床科室有关的所有药品数据并展现在药房电子设备上,同时将药师的工作需求和处方中出现的问题及时反馈至医护人员。

在传统的医院药房调剂模式中,药师利用HIS中的药房系统进行相关的操作。但是,囿于HIS中药房系统的单一性和局限性,其越来越不能满足现代药房调剂工作的信息需求。因此,在符合《医院信息系统基本功能规范》的基础上,医院亟须建立一个药房独立数据平台,打造一个功能完善、体系稳定的药房数据接收匹配终端,并与HIS在药学领域进行可行的信息交互,以使药房本地化的硬件设备与医院大型服务器云端处理模式相结合,及时接收用药情况、临床需求、患者信息、流程变化等工作数据并反馈给调剂过程中的药师,使之能及时作出必要的工作响应和处理,这是现代药房流程管理中非常重要的一环。

根据《医院信息系统基本功能规范》中"药品管理分系统功能规范"的要求,HIS中的药房系统能为药品信息、处方信息、收费信息、发药工作、账目管理等提供基础性的工作支持;而对这些大量的数据性工作进行更细化的深度处理,则需要药房具备独立的信息平台。

鉴于医院药房数据管理的特殊性和安全要求,单纯建立一个数据处理平台并不能最大限度地满足医院药房的需要。在日常调剂工作中,药师不仅需要读取大量的信息,而且调剂工作十分繁重,从而导致差错发生率上升、工作满意度下降,进而影响窗口药学服务的完成度和药学服务的质量。因此,药房需要合理地运用信息技术,对医院数据管理层面负责,切实做好药房数据的上传和保障工作;同时,对药师调剂过程中所需要了解和利用的药房数据进行规范化处理和输出,以帮助药师用最少的时间和最精简化的数据流来获取必需的信息。此外,解决好药房数据平台与HIS的信号接收匹配是整体工作中非常重要的一环。

（一）实现方式及技术手段

根据工作的具体内容,我们将数据平台和使用环节统一定义为HIS信号接收匹配系统。整套系统由软件系统、工作规则和安全规范三个方面组成,辅以日常使用的硬件设备,就构成了整体药房信息工作体系。

1. 硬件设备

药房调剂工作的主要使用设备有计算机和POS终端,以及部分配套扫码设备、智能药筐、信号接收终端等。计算机是所有信息工作的基础,服务于相关软件产品;POS终端是医院药房用于读取患者信息等电子卡片的设备,与计算机连成整体网络,使用局域网并利用SONET/SDH提供的高速传输通道直接传送IP数据包的技术,直接从医院云端获取信息验证,具有可扩展性强、功能强大、性价比高、结构紧凑、功能实用、操作简单、性能稳定、易于二次应用开发等特点,非常符合药房的需求;扫码设备可在药师调剂工作中读取患者信息和药品信息,药师利用目测辅以信息数据流验证来判断工作的正确度;智能药筐是近年来出现的一种药师发药辅助设备,其利用RFID技术,通过内置的芯片与HIS相连接,并在对应患者出现时,通过药师的确认手段作出相应的提示,解决药房发药流程中"人找药"的问题,进而减少工作量和降低差错率;信号接收终端是独立于药师工作计算机平台以外的药房数据接收硬件平台,可用于智能药房的信号读取,并可作为药房独立数据平台的载体。

2. 软件系统

为处理和分析HIS输出的信息,医院药房可根据调剂工作的实际需要搭建药房独立的数据平台系统。该系统除了保证调剂药师在本地顺利调用HIS中的药品信息、处方信息、收费信息、发药工作、账目管理等相关信息外,还要进一步做好对调剂中大量信息流的处理分析工作。

（1）处方信息处理　HIS将诊间药品处方信息发送至药房数据平台后,系统需要对队列中未处理的所有处方进行单体和整体两步处理。第一步,根据单张处方中的药品数量、类别、联用情况等指标,将处方分配至最合适的调剂人员手中;第二步,对整体处方队列进行统一规划,并与智能排号系统交互,根据常规调剂窗口、专科调剂窗口、检验药物窗口、特定人群的不同,合理分配各窗口、各调剂区域的总处方量,使调剂环节的整体工作强度保持动态平衡。

（2）药品信息处理　在日常工作中,药房药品的数量、类别、联用情况时刻处于动态变化之中,药房数据平台需要根据系统设定的时间间隔即时分析药品情况和变化趋势并给予提醒,协助管理人员保证药房整体工作的正常运行。

（3）合理用药信息处理　在药物联用趋于常态的大环境下,保障合理用药,规避用药禁忌与严重不良反应的发生,是药房工作的重要关注点之一。药房数据平台在分析处理处方信息的同时,还需要完成药物相互作用、特殊人群的用药禁忌等数据流分析,并以信息提示的方式发送给调剂、审核、发放药品的药师,以保障患者用药安全。

（4）工作信息处理　药房数据平台在完成调剂工作数据流的处理以外,也可利用留存的处方信息、药师信息、工作内容信息等进行立体化处理,做好药房人力资源规划和绩效管理等工作。同时,系统可根据一定时间段内的工作数据对当日调剂情况进行预分析,以帮助调剂药师做好准备工作。

3. 工作规则

药房信号接收匹配系统与HIS是子系统与母系统的关系。药房数据平台在获得HIS的数据输入后,需要及时将本地信息处理结果反馈至医院整体数据处理平台,并做好双向的数据交互工作。

4. 安全规范

药品是一类具有特定目的性和对象性的特殊商品,而医院药品信息也是一类具有特殊属性的数据。因此,药房系统需要在安全使用、安全设定和安全防护方面做好前期准备工作,采取有效的数据安全保障措施,并制定合适的应急预案。

（1）确保数据的可恢复性。

（2）建立数据防灾机制。

（3）提前判断对数据丢失的承受能力和脱离数据支持的坚持时间及处理手段。

（4）创建与现有数据资源相匹配的物理备份。

（5）确保数据流及时备份。

（6）保护好硬件设备和移动设备。

（7）确保应急处理人员能及时进入工作状态。

5. HIS信号接收匹配系统的评价指标

HIS信号接收匹配系统是一个处于药房调剂工作和HIS之间的辅助性工作系统,因此预先确立合适的评价指标并发现各种影响因素有助于更完善地建设系统及保障系统安全。

（1）处方分配的合理性 整体系统最大的数据处理功能是接收到HIS的数据信号后对处方信息进行处理,因此在大量患者信息涌入队列中时,能否确保每张处方分配到正确的调剂人员、调剂区域和发药窗口,并根据队列情况合理地分配患者的次序号是评价整个体系是否符合要求的最主要指标。

（2）药品信息分析的合理性 系统需要有效地分析药房药品情况并给予管理人员和调剂药师提示信息。

（3）合理用药情况分析的准确性 利用数据系统准确分析处方药品的使用情况,尽可能规避固有思维是保障药房安全用药的关键环节。

（4）工作情况量化分析能力 系统应能够辅助管理人员做好人力资源规划和绩效管理等工作。

（5）安全性 系统需要根据安全指标逐项进行考核,达标后才能进入实际工作;同时,需要根据制定的应急预案定期进行安全测试。

6. HIS信号接收匹配系统的影响因素

不确定的工作人员情况、数据库以外的药品情况以及不可预知的软硬件出错和环境问题均会对整个系统的正常运行产生影响,这就要求药房管理人员在前期进行大量情况分析,制定最合适的应急预案并定期进行测试。

（二）结论评价

药房数据平台评价见表5-9。

表5-9 药房数据平台评价

工作系统 \ 评价指标	经济性	效率性	适应工作场景
传统HIS工作系统	软件包含在HIS中,对人力成本有基础要求	基础	大部分功能可以通用,小部分有特殊要求
HIS信号接收匹配系统	软件成本较小,节省人力资源,提高工作效率	较高	针对不同部门开发部分独立模块

三、处方审核系统

处方是指由注册的执业医师和执业助理医师在诊疗活动中为患者开具的，经由取得药学专业技术职务任职资格的药学专业技术人员审核、调配、核对，并作为患者用药凭证的医疗文书。《中华人民共和国药品管理法》《处方管理办法》等法律、法规提出药师必须对处方进行审核，其中《处方管理办法》明确规定："药师应当对处方用药适宜性进行审核，审核内容包括处方用药与临床诊断的相符性；剂量、用法的正确性；选用剂型与给药途径的合理性；是否有重复给药现象；是否有潜在临床意义的药物相互作用和配伍禁忌等，经处方审核后，认为存在用药不适宜时，应当告知处方医师，请其确认或者重新开具处方。"审核的处方包括医疗机构门诊的处方及病区用药医嘱单。

处方审核是药品调剂过程中的一个重要环节，是规范处方管理、提高处方质量、促进合理用药、保障医疗安全的重要手段。然而，目前医疗机构审方仍缺乏标准化的处方审核规范，存在处方审核不到位等现象，其中比较突出的问题主要体现在以下几个方面。

（1）部分医疗机构处方审核仍处于缺失状态　部分医院药师配备不足，医院药师每天需要面对大量的处方调剂工作，尤其是基层医疗机构，因而存在严重的审方缺失现象。

（2）处方审核停留于形式审方　虽然目前部分医院建立了处方审核制度，但真正做到规范审方的医疗机构仍屈指可数，如存在仅从处方书写规则角度来审核处方的"形式审核"，而未真正开展"用药适宜性审核"等现象。

（3）处方审核后干预效果不理想　药师审方发现问题，如适应证不符、用法用量不合理等问题，当与医师沟通时，由于医师对处方审核认识不足，从而导致处方审核后干预效果不理想。

那么，如何开展处方审核，提高处方审核的质量呢？各医疗机构可以根据自身条件选择合适的处方审核模式，包括合理配置处方审核的时机、形式和手段，优化处方审核流程，保证处方审核的可操作性，以提高处方合格率，促进合理用药，保障医疗安全。

（一）实现方式及技术手段

1. 处方审核的一般流程

处方审核的一般流程如下（见图5-16）。

步骤1：处方的接收——药师接收待审处方。

步骤2：处方的审核——审方药师对处方的合法性、规范性及适宜性这三个方面依次进行审核，若任何一个方面发现有问题，则该张处方审核不通过；若未发现有问题，则该张处方审核通过。处方审核完毕，审方药师在处方上签名。

步骤3：处方审核后处理。

（1）审核通过的处方：传给调剂药师调配处方。

（2）审核未通过的处方：药师将处方退回给开方医师，并告知不能调配的原因。

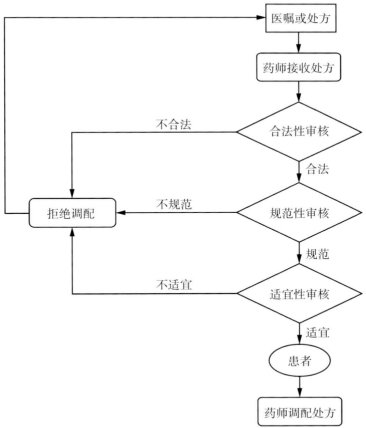

图5-16　处方审核的一般流程示意图

2. 处方审核的手段

处方审核的手段包括人工审核和人机结合审核两种模式。人工审核指由经培训的审方药师对处方的合法性、规范性及适宜性进行审核。人机结合审核指由合理用药系统根据预设的警示等级对处方先进行筛选,然后再由审方药师进行审核。合理用药系统是一个根据临床合理用药专业工作的基本特点和要求,运用信息技术对科学、权威和不断涌现的医药学及其相关学科知识进行标准结构化处理的数据库应用系统。该系统可实现医嘱自动审查和医药信息在线查询,及时发现潜在的不合理用药问题,帮助医师、药师等临床专业人员在用药过程中及时、有效地掌握医药知识,预防药物不良反应的发生,促进临床合理用药。该系统采用计算机数据库等技术,按照医学、药学的专业审查原理,以医学、药学专业知识为标准,在录入医嘱时能提供相关药品的资料信息,并对医嘱进行药物过敏史、药物相互作用、禁忌证、副作用、注射剂体外配伍等方面的审查来协助医师正确地筛选药物和确定医嘱,并在发现问题时能及时给予提醒和警示,以减少差错的发生。目前嵌入 HIS 中的合理用药信息支持系统主要包括“大通合理用药监测软件”“美康合理用药监测系统”“逸曜合理用药系统”等,它们均可提供药品适应证、用法及用量等基本信息,及时提醒处方中药物的相互作用和配伍禁忌;通过系统限定医师麻醉药品处方权及抗菌药物处方权;系统根据给药剂量、频次及给药天数自动计算处方量等。

人机结合的审核模式可以弥补药师个人审方时药学知识储备的不足,提高审方效率与审方质量;但是,这种模式也存在一些缺点,如目前部分医疗机构的诊断信息尚未标准化、结构化,合理用药系统很难判断用药与诊断的相符性,故在这些方面还需结合药师人工审核的模式。

3. 处方审核的形式

处方审核的形式包括单张处方审核和处方集中审核。单张处方审核一般指药师接收到处方(纸质或电子处方)后,由审方药师审核签字确认后再进行调剂。处方集中审核一般由审方中心药师对处方进行审核。审方中心包括医疗机构内部的审方部门、远程的区域审方中心等。近年来,随着“互联网＋”模式的推进,很多机构正积极探索远程的第三方审方平台的审方新模式。审方中心审核模式一般是基于对电子处方的审核。各级医疗机构可以根据自身药师配备的数量以及药师的审方能力选择不同的处方审核形式。

4. 处方审核的反馈机制

对于处方审核结果中的不合理处方,药师可以通过口头或文本信息的形式直接告知医生或者通过患者转告医生,将不合理的内容进行反馈。采用什么反馈机制与处方审核的时机有密切关系。例如,对于收费后的审方模式,药师一旦发现处方不合理,必须告知患者处方的不合理情况,并请医生修改处方;而患者必须退费,作废处方,再到医生门诊诊室重新开具处方。通过患者转告医生的反馈方式,一方面会使患者质疑医生的诊疗能力,并使患者在医院内往返奔波,易产生医患矛盾;另一方面,药师为避免矛盾激化,常常会出现处方审核执行不到位的情况。而对于收费前的审方模式,药师可以将不合理的处方信息直接反馈给医生,医生可以及时修正处方。这种反馈模式可以避免直接告知患者不合理处方带来的弊端,并提高处方审核的效率。

5. 处方审核的时机

根据处方审核在处方流转中的切入时机,可以将处方审核分为收费后审核和收费前审核两种模式(见图5-17)。

（1）收费后审核模式　该模式是目前医疗机构普遍采用的审方模式。其具体流程为:医生开具处方;处方传至收费部门计费;然后药师对收到的单张处方按照"处方审核的一般流程"进行审核。该审方模式对医疗机构的硬件配备要求较低,既可以针对纸质处方,也可以针对电子处方进行审核,在形式上可以满足处方审核的基本要求。但是,该模式下药师处方审核环节滞后,当处方不合格、需医师作出修改时,由于处方已经计费,因此必须告知患者处方存在的不合理情况,就会产生一系列问题。

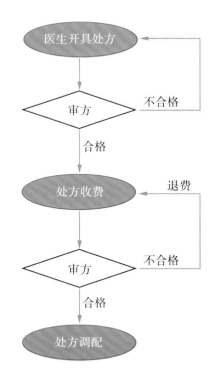

图5-17　收费前审核和收费后审核两种模式综合示意图

89

（2）收费前审核模式　该模式又称前置审方，一般针对的是电子处方，常采用人机结合及审方中心审核的模式开展处方审核。其具体流程为：①医生开具处方。医生在工作站开具电子处方并提交，处方信息传至处方审核中心。②处方传至审方中心后，可以由合理用药系统对处方进行筛选，对不合理栏目进行警示分级。审方中心可以自行设置警示等级，对于高于警示等级的处方，如配伍禁忌、过敏反应等，处方审核系统无法通过或医嘱/处方无法保存及传送。③不合格处方的处理。对于未通过审核的处方，在系统中注明原因后传回医生工作站，同时系统将该处方信息通过"消息框"传至医生工作站界面并提醒医生修改处方；医生修改后再次提交至审方中心，重新进入处方审核系统进行审核。④合格处方的处理。合格处方经药师电子签名后传输至下一环节，收费后再传送至调剂部门调剂药品。通过审核的处方可进入收费环节，未通过审核的处方在收费系统中提示药师审核中（见图5-18）。

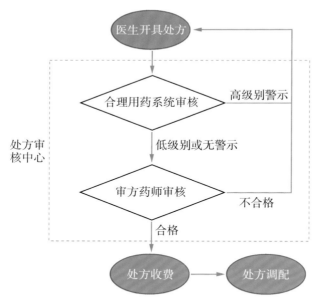

图5-18　收费前审核模式示意图

该审方模式对不合格处方采用直接告知医生的反馈机制，避免直接告知患者处方中存在的不合理用药问题，减少了患者对医生的不良情绪，可以有效避免医患矛盾；同时，该审方模式可以减少患者在医院内往返奔波，简化就医流程，从而提高患者的满意度。此外，该模式还能真正发挥药师处方审核的职责，促进合理用药。

但是,该审方模式对信息系统设置的要求较高。患者从医生开完医嘱至收费处付费的时间需要大于处方传输及最后审核通过的时间之和,否则会出现患者到收费处付费但处方还未审核完毕的情况,从而延长患者的等待时间。

收费前处方审核模式是一种新兴的审方模式,在不久的将来会有越来越多的医疗机构实践这种模式。该审方模式是机审与人审的结合模式,可弥补单独机审与单独人审的不足。对处方进行收费前干预,将审方关口前移,就处方存在的问题及时与医生沟通,可以明显提高医生的药物治疗水平和处方的合理性,保障患者用药安全、合理,同时减少因不合理用药产生的医疗纠纷。

(二)结论评价

不同等级的医疗机构根据自身的审方硬件与软件,可组合不同的审方手段、审方形式,并开展不同模式的处方审核流程。

按照审方时间分类,目前开展处方审核的医疗机构大部分采用收费后的审方模式;有合理用药系统的医疗机构,则仍处于收费后审方的过渡状态;仅小部分医疗机构对部分处方/医嘱采用收费前审方的模式(见表5-10)。

表5-10　不同处方审核模式比较

审方模式	比较指标	经济性(成本、场地、人力)	效率性	适应场景
按处方审核的手段分	人工审核	审方药师知识要求高	效率相对低	门诊或病区均可
	人机结合审核	硬件、信息需求及审方药师知识要求高	效率相对高	门诊或病区均可
按处方审核的时机分	收费后审核模式	医疗机构硬件配备要求较低,既可用于纸质处方审核,也可用于电子处方审核	效率低:必须告知患者处方的不合理情况,并请医生修改处方;而患者必须退费,作废处方,再到医生门诊诊室重新开具处方	门诊或病区,目前更多应用于门诊
	收费前审核模式	硬件、软件配备要求较高,主要应用于电子处方审核	效率高:将不合理处方信息直接反馈给医生,医生可以及时修改处方	门诊或病区,目前更多应用于病区

四、调配系统

调配系统是指药师在对药品进行库位分类存放和有效期管理之后,调剂药师根据有效信息将所需药品从库位中选取出来的过程。在门诊药房,调剂药师调配药品的有效信息为医生开具的规范、合理的处方;在病区药房及静脉用药调配中心,调剂药师调配药品的有效信息为住院医生开具的用药医嘱。对于不规范或者不能判定合理性的处方及用药医嘱,调剂药师应当不予调配。

(一)实现方式及技术手段

随着医疗体制改革和医院改革逐步向信息化方向发展,自动化、数字化已成为医院药房管理模式的发展趋势。借助计算机信息技术、自动化技术和机械加工技术,国内医院药房配置的自动化智能药品存储设备越来越多,从而使药房调配系统更具科学性、高效性和安全性。

在调配系统中,人工调配是最基础且最普遍的调配方式,是药师根据规范、合理的有效处方信息人工选取药品的过程。

• 机械手式自动发药机

随着设备的机械化程度不断提高,自动发药机很好地解决了库架和人工调配两方面的问题。目前,市场上主要有机械手式和储药槽式两种自动发药机。机械手式自动发药机运用机械手在一个三维空间里根据指令自动运转,通过真空吸附与机械手挟持协调动作,可以实现药盒搬运的操作,且可以进行

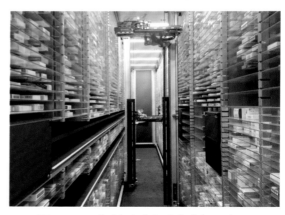

图5-19 机械手式自动发药机示意图

360°旋转(见图5-19)。机械手式取药系统的典型代表是由德国ROWA公司研究开发的。

• 智能盒装发药机

近年来,上海运斯(RunningSys)自动化技术有限公司根据我国药房的实际情况研发出一款智能盒装发药机(见图5-20),其盒装药储存单元为系列标准药槽。利用盒装药的自身重力使药品自行下落,同时取药装置将掉落的药品取出,机械手则在一边高效、有序地进行药品填装工作,从而实现药品补充和储存、出药的有效管理。该发药机的上药系统能够大批量快速上药,主要是利用机械

手配以条码扫描系统实现的,可以达到每小时2500盒的上药速度。一系列标准药槽密集、合理排布形成储药系统,该系统附带监控药品位置的储药系统和管理内部温湿度的计算机系统,从而可以高效、有序、安全地管理药品。

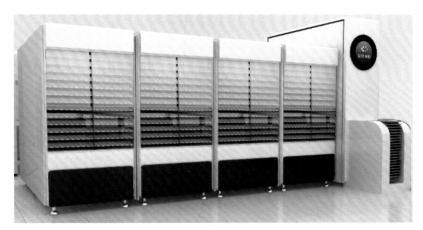

图5-20　智能盒装发药机示意图

· **储药槽式自动发药机**

储药槽式自动发药机主要是利用重力的原理,当取药柜中的药品将要取出时,药品会掉落到一定倾斜度的储药槽中,然后依靠取药柜内的弹簧装置将药品弹出(见图5-21)。储药槽的布局依据主要是药盒的高度,分层主要取决于药盒的宽度,取药效率则取决于取药频率和取药槽数量。

A. 整机

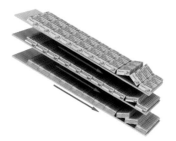

B. 斜型药槽

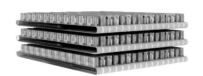

C. 水平动力药槽

图5-21　储药槽式自动发药机示意图

近年来,国内外的医药工业企业发展迅速,目前市场上的自动发药机品牌主要有瑞驰、艾隆、华康、迅捷,德国 ROWA、Consis 系列,荷兰 Robopharma,日本 Yuyama,瑞士 Swisslog 等。国内已有多家公司(如深圳市瑞驰致远科技有限公司)在自动发药机领域进行了深入研究,他们采用水平动力储药槽(该储药槽能够适应更多规格药品的存储和发放),并结合智能药篮、药篮提升系统和智能传输系统等设备、设施,可以实现处方的连续自动传输,从而大大加快了自动发药机的处方处理速度,同时大幅提高了自动发药机处理处方的成方率,十分适合我国药房的需求。

·全自动药品分包机

另外,随后面世的是全自动药品分包机(见图5-22)。医生在HIS中发送医嘱信息;药房调控系统接收、监控和处理后,药师审核确认,打印出医嘱单,并将医嘱信息传送至全自动药品分包机;分包机在接收到信息之后即开始自动分包,将一次用量的胶囊或者药片包到同一个药品分装袋中,然后出口吐出一串小包装的药袋。药袋上附有详细的患者信息、药品信息、用药日期以及用法用量。

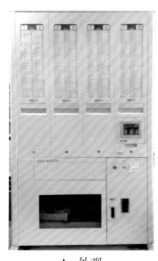 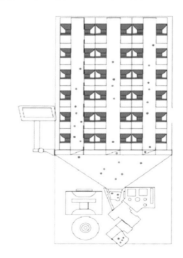

A. 外观 B. 工作原理示意图

图5-22 全自动药品分包机示意图

·智能储药机和拆零抽屉

智能储存机以垂直旋转运动为工作原理。在患者处方信息被系统接收之后,智能储存机按最快路径将药品旋转运送至药师面前,同时所在位置处的提示灯不断闪烁,药师取走药品即可。智能储存机可以同时记录药品的信息以及取药时间,有利于实现药品的信息化管理,提高药品的存放率,缩短取药时间。智能储存机适用于各种针剂药品的存储。

此外,我们也可将小包装剂量的药品放置于拆零抽屉中,每个抽屉相当于一个库架,并对应相应的药品;当系统确认所需药品信息后,该药品抽屉就会自动弹出,从而避免出现人为取药差错以及拆零药品混放等问题。

- **智能静脉用药调配机器人**

智能静脉用药调配机器人是一款既可以处理安瓿又可以处理西林瓶的配药机器人(见图5-23)。该机器人可以自动开启安瓿,用稀释剂调剂粉状药品,然后抽吸定量安瓿中的药液,并将医疗废物投入专用容器内,而无须使用注射器及人工开启安瓿。在配制过程中,人与药品完全隔离,并且可以在外部监视器中实时观察整个配制流程。

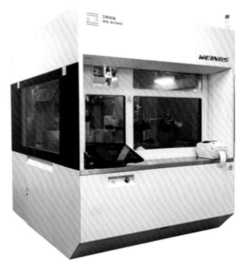

图5-23 智能静脉用药调配机器人示意图

- **双向精密配液泵**

REPEATER™双向精密配液泵是一款能够自动转移任何静脉配制液体的小型配液系统,其自动化配制具有定量、定时和可双向抽取的特点。该配液泵的功能包括药物分配和药物溶解操作(见图5-24)。与人工配制相比,该配液泵具有更高的配制精准度,减少反复操作步骤,可以完成高效、高质量的配液工作,并且能够快速实现静脉输液袋、注射器、弹性输注器和其他药物的制备。

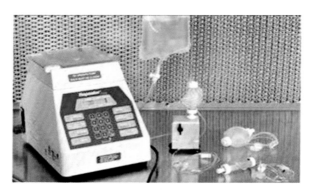

图5-24　REPEATER™双向精密配液泵示意图

（二）结论评价

经济性主要从场地和成本两个方面考虑，而成本又包括售价、人力成本以及后期维修费用。人工调配适用于任何场地，但相对而言人力成本会大幅度增加。鉴于自动发药机库架以及库位药槽均需要承载数以万计的药盒，因此容纳自动发药机所需的药房场地也较大，其主要适用于大面积的新建医院药房。而全自动药品分包机、智能储存机和拆零抽屉、静脉用药调配机器人和双向精密配液泵则没有大场地要求。德国ROWA公司所研发的机械手式自动发药机售价几百万元，后期维修率低，但维修费用较高。国内的自动发药机、智能储存机、静脉用药调配机器人和双向精密配液泵售价几十万元，后期维修率高，维修费用较低。

效率在药品调配过程中主要体现在安全性、高效性和准确度三个方面。相对于人工调配，机器在安全性、高效性和准确度方面远远高于前者。2013年浙江某医院引进了一款自动发药机，这款发药机能容纳近3万盒药品，速度达到每8秒一个动作，单窗口处理处方600~800张，而人工调配单窗口人均400~500张。日本索尼（Sony）公司的ATC-320G全自动药品分包机每分钟可摆药60包，5分钟可完成一个大病区的摆药工作。

全自动发药机不宜存放包装不规则、体积超大或重量超重的药品，故其主要适用于门诊药房。全自动药品分包机多用于需要拆散片剂药品并进行调配的部门，因此多见于病区药房。智能储存机多用于存放针剂药品，因此适用于针剂药品使用量大的病区药房以及静脉用药调配中心。拆零抽屉多用于片剂药品拆零放置，适用于门诊药房及病区药房。静脉用药调配机器人和双向精密配液泵多用于调配液体及粉剂类需要静脉给药的药物,故多见于静脉用药调配中心。不同调配模式评价比较见表5-11。

表5-11　不同调配模式评价比较

比较指标 调配模式	经济性(成本、场地、人力)	效率性	适用场景
人工调配	无场地要求、人力成本高	较低	任何场景
机械手式自动发药机	成本较高、场地面积大、人力成本低	高	多见于门诊药房
智能盒装发药机	成本中高、场地面积大、人力成本低	高	多见于门诊药房
储药槽式自动发药机	成本中高、场地面积大、人力成本低	高	多见于门诊药房
全自动药品分包机	成本较低、场地面积小、人力成本低	高	多见于病区药房
智能储存机	成本较低、场地面积小、人力成本低	高	多见于病区药房、静脉用药调配中心
拆零抽屉	成本低、场地面积小、人力成本低	高	多见于门诊药房、病区药房
静脉用药调配机器人	成本较低、场地面积小、人力成本低	高	多见于静脉用药调配中心
双向精密配液泵	成本低、场地面积小、人力成本低	高	多见于静脉用药调配中心

五、传输系统

传输系统是指调剂药师将药品传送至发放前台或药师手中的过程。随着信息化、数据化、科学化技术的不断发展,药品传输流通中的各个环节逐渐实现模式智能化,从而确保药品迅速、有效地送达目的站点;此外,智能化传输还优化了药房人力资源配置,降低了人均工作强度,缩减了药品传输时间,提高了工作效率,最终成功创建一个科学、有效、新型的现代药品传输系统。

(一)实现方式及技术手段

国内大部分医院建造年代久远,药房通常占地面积小,药品的传输模式多数局限于人工传输以及手推车传输的方式。随着经济全球化和社会信息化的高速发展,以及人们生活水平的不断提高,医院药房传输系统改造和信息化建设迫在眉睫。随着药物品种以及数量的不断增加,如何高效地管理药品流动、保证药品传输流通顺畅已成为各医院药房面临的挑战。

· **人工传输**

随着信息技术的发展、手机APP的应用推广及第三方抢单平台的建立,平台抢单传输模式被逐渐用于药品传输。药师在平台上发布所需要传输的已打包好的药品任务,传输工人通过平台抢单接收任务,并根据填写的配送地址传送至相应位置,接收方可根据工人传送时间及药品完好性在平台上对该工人进行评价。平台记录传输工人的抢单量和评价度,并与工人的绩效相挂钩,从而大大提升工人的劳动效率和积极性。

· **传送带传输**

为了减少人力劳动,加快传输效率,提高药品传输过程中的安全性,传送带传输模式被逐渐用于医院药房。传送带轨道具有入主道可变规则、紧急启停控制按钮、定点智能扫描功能、自动分拨和手动紧急复位功能,同时各项传送带参数(如运距、带速、输送量、驱动功率等)可随医院药房实际需求量进行适当调整,因而实用性很强。

· **智能化轨道小车物流传输**

随着新建医院的规划和空间布局日益合理,以及旧医院改造建设的增多,智能化轨道小车物流模式逐渐在医院药房中得到应用。德国Swisslog公司研制的新型医院智能化轨道小车物流传输系统主要由轨道、小车、工作站、转轨器、空车储存站、防火门和防风门等部件组成(见图5-25)。

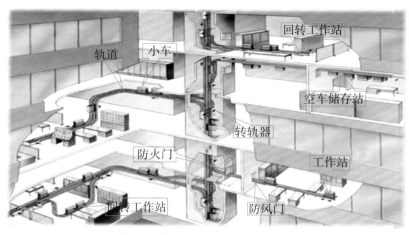

图5-25 智能化轨道小车物流传输系统构成示意图

　　某三甲医院配备的轨道小车物流传输系统具备48辆小车和29个站点(见图5-26)。站点负责调取空车、发车、存车和到站确认,且遍布各楼层,可以为护士站、PIVAS、中心药房和检验中心等科室以及三十几个病区提供24小时服务。2013年,该系统小车附带数据软件报告统计结果显示,轨道小车物流传输系统平均每日工作记录为730条,PIVAS输液为800余袋,平均每日运送中心药房药品金额为35万元。2013年,浙江某医院新院区开始启用轨道小车物流传输系统。该医院投入站点52个,配备小车80辆。物流车一次传输重量最大为10kg,水平传输速度为0.6m/s,竖向传输速度为0.4m/s,能够满足病区、病区药房以及PIVAS等部门的全部日常物流需求。

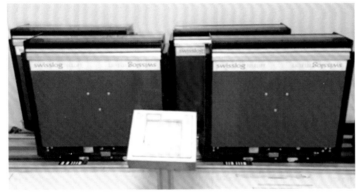
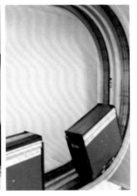

A. 小车　　　　　　　　　　　　　　　B. 轨道

图5-26　轨道小车物流传输装置示意图

· 炮弹物流传输

　　炮弹物流传输系统也称气动物流传输系统,有些炮弹形状又类似胶囊,故又称胶囊物流传输系统。该系统是以压缩空气为动力,通过管道传输各种物品,并由计算机实时监控的一种自动控制系统(见图5-27)。在鼓风机提供的动力下,通过医院内预设好的管道,任意两个工作站之间可安全、高效地传输物品。2013年,江苏某医院外科楼开始启用炮弹物流传输系统,系统主要连接门(急)诊大楼和新建的内科医技大楼。该系统共有3台鼓风机和58个工作站,每个工作站附有一个编码,输入地址时只要输入编码即可,操作十分方便;该系统运送的最慢速度为2~3m/s,最快速度为8~10m/s。传输器中可以放置检验单、检验标本、病例标本等(见图5-28)。针对不同大小的物品,配备有不同规格的输送器,直径均为101mm,长度有250mm、350mm和400mm三种规格;每个输送器承重为1.0～1.5kg,故不宜承载过重物品。

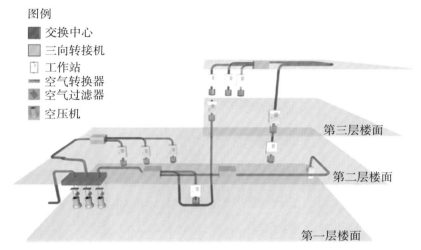

图例
■ 交换中心
■ 三向转接机
□ 工作站
— 空气转换器
▨ 空气过滤器
▤ 空压机

第三层楼面
第二层楼面
第一层楼面

图5-27 炮弹物流传输系统构成示意图

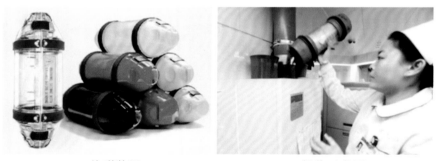

A. 炮弹装置　　　　　B. 操作示意图

图5-28 炮弹物流传输系统示意图

(二)结论评价

经济性主要从成本、场地和人力成本三个方面考虑。人工传输不受场地限制,其经济性主要体现在人力成本低。传送带传输成本较低,适用于小范围内的物品传输,不适用于各科室部门之间物品的传输。炮弹物流传输系统安装方便,造价相对较低,适合于小型、重量轻、紧急物品的传输,但无法满足大批量物品的集中转运。轨道小车物流传输系统可以满足医院大部分物品的传输需求,可以进行集中时间段大批量物品的传输,一般安装于吊顶上,不占用公共空间,造价可根据小车以及工作站点的需求量进行调整。人工传输和手推车传输的速度慢,且单次传输量受人员限制,传输过程经常受人流、排队等候电梯、走道拥挤等的影响,且物品的安全不能得到保证,如发生错送、碰撞损坏、交叉感染等事故,传输效率低。而传送带传输在加大传输速度的同时减轻了人均工作强度,但是受传送带长度的限制,只适合短距离输送,对于长距离的输送,则效率较低。炮弹物流传输系统的传输速度快,点与点之间的传输时间不超过2分钟,可以节约大量时间。轨道小车物流传输系统准确、平稳,可以有效避免损坏物品,且24小时运转,真正做到随时传输,在减轻电梯压力的同时还可以改善就医环境及医院物流条件。

不同传输方式评价比较见表5-12。

表5-12　不同传输方式评价比较

比较指标　　　　传输方式	经济性(成本、场地、人力)	效率性	适用场景
人工传输	成本低、无须场地、人力成本高	低	任何场景
手推车传输	成本低、无须场地、人力成本高	低	任何场景
传送带传输	成本低、场地小、人力成本较高	较低	任何场景
轨道小车物流传输	成本较高、场地大、人力成本低	高	各科室部门之间
炮弹物流传输	成本较高、场地大、人力成本低	高	各科室部门之间

六、缓存系统

缓存系统的概念可以从两个角度来解释,一是任务发送者,二是任务处理者。在任务发送者和处理者之间设置缓存,用以协调任务发送速度与处理速度的不一致。当任务发送速度大于处理速度时,任务会在缓存中堆积,这时发送者应减慢发送速度,处理者则要提高处理速度;反之,如果缓存中任务非常少,那么发送者应提高发送速度,处理者则减慢处理速度。如果处理是一次性的,那么缓存能降低处理的频率。在医院药房工作中,缓存系统适用于很多方面,最常见的是药品调剂与发放。调剂药师是任务发送者,发药药师是任务处理者,调剂和发放的速度往往是不对等的,因此需要设置缓存系统来协调彼此之间速度的不一致。

患者候药时间是药房服务满意度的一个重要指标,而药品调剂速度、缓存管理、发药模式等都会影响患者的候药时间。下面将从缓存管理方面入手,对比不同缓存模式对医院药房工作的影响。医院药房可以借助自动化技术和信息化手段,优化缓存管理,提高工作效率,减轻药师的工作强度,降低差错率,从而提高患者的满意度。

(一) 实现方式及技术手段

1. 普通药架缓存模式

使用普通药架来摆放药品是目前大部分传统医院的缓存模式。药师调配完药品后,将药筐放到指定的架子上,也就是临时的缓存区域,发药药师从缓存架上找到药品并发放给患者。普通药架作为一种缓存工具,所需成本低,但存在传统预调配模式的弊端,如找药困难、患者排长队、药品"张冠李戴"等。下面介绍几种改进方案。

(1) 优化药品摆放顺序 根据各个部门的需求及特点,制定不同的药品摆放顺序及规则,并对员工进行相关培训。例如,使用多层药架,按处方中药品的种类进行区分,单种药品的处方放在第一层,两种药品的处方放在第二层,以此类推;又如,使用单层药架,单种药品的处方叠放在第一排,两种药品的处方叠放在第二排,有冷藏药品的处方放置在最后一排等。本方案可按每家医院的工作实际制定规则。

(2) 采用不同颜色的药筐区分 利用色标管理的原理,采用不同颜色的药筐对应不同类别或不同数量的药品的方式进行调配,也可对应不同窗口,使药师在找药时能更便捷、更准确地找到所需药品。

(3) 优化药品取药窗口顺序 为不同类别的药品设置不同的发药窗口,如儿科药品专窗、注射剂药品专窗等,并优化取药秩序。该方法可提高工作效率,同时也可降低药品差错率。不同的发药窗口需要设置醒目的标志,如实体指示牌或电子指示牌等。

(4) 配合排号系统确保发药有序 药品预配候取,结合刷卡取号、语音叫号、对应窗口大屏幕显示患者姓名等信息技术手段,通过现代网络通信技术和管理技术,使取药、发药更加有序,可以从本质上改善传统排队模式的弊端,减少混乱、拥挤、嘈杂等现象,改善患者就医环境,充分体现"以患者为中心"的服务理念,从而提供更优质、更便捷的药学服务。

2. 智能缓存药架模式

智能缓存药架又称智能指示药架,一般为多层药架,每层可放多个药筐,每个药筐的对应位置都有指示灯(见图5-29)。服务器通过与HIS无缝衔接,自动接收处方数据,显示当前所需调配药品的位置、名称、规格及数量等关键信息。调剂药师提前将调配好的药筐按指示放入对应的位置,当患者来取药时,发药药师刷卡,对应位置的指示灯亮灯提示,使药师快速、精准获取药品,从而大大提高药师的工作效率,并降低取药的差错率。

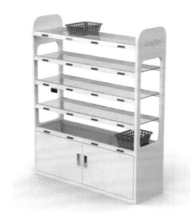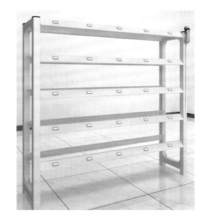

图5-29　智能缓存药架示意图

通过与HIS接口实时通信,智能缓存药架系统可以与医院指示屏、呼叫系统连接,实现预摆药→前台呼叫或指示→发药过程,从而使工作流程更加顺畅。同时,该系统准确记录每位药师的实时工作量,便于绩效考核评估。对处方情况进行实时追踪,防止调剂出现差错后难以查找责任人,明确差错责任,便于后期分析、改进。

智能缓存药架系统一般包括智能缓存药架服务器、智能缓存药架(至少一组)、指示屏幕以及终端扫描器(如刷卡设备)。

智能缓存药架系统可以合理地分配工作,从而大大减轻了药师的工作强度。智能缓存药架系统借助计算机系统实现处方分配智能化,动态平衡每个发药窗口的工作量,避免出现发药窗口"过忙"或"过闲"的现象,减轻了药师的发药压力,使药师有更多时间核对处方,向患者做好用药交代,有利于开展药学服务。

在医院药房自动化的进程中,智能药筐将代替传统普通塑料筐而成为主流。智能药筐利用电子芯片植入技术,与HIS相连,接收处方及患者信息并进行匹配(见图5-30)。

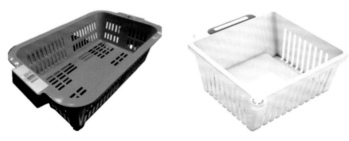

图 5 – 30　智能药筐示意图

智能药筐集成指示灯、指示灯驱动电路、无线通信模块和内置锂电池充电管理单元,数据匹配精确,提示准确率高,且在低电量时指示灯会闪灯提示,便于工作人员及时更换充电。

随着自动化技术的不断更新,智能药筐还能利用不同颜色的指示灯标识不同种类的药品或特殊药品,也可根据各医院的需求进行个性化定制;此外,配合智能充电站还可实现智能药筐批量无线充电续航。另外,新一代的智能药筐能根据不同需求个性化定制指示灯颜色及闪灯模式,如正常取药亮绿灯,半小时未取药亮黄灯,有冷藏药品的药筐长时间未取药闪红灯等;同时,亦可根据不同部门、不同用途来自定义其功能。

3. 智能分拣系统

智能分拣系统是在传送带和拨片分拣的硬件基础上,利用先进的条码扫描识别技术和微控制器进行控制的一种药品分拣系统,以机械分拣代替人工分拣,将成品输液分到对应病区的药箱中(见图5 – 31)。

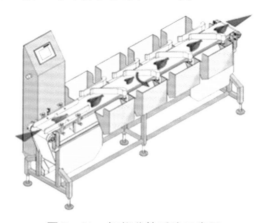

图 5 – 31　智能分拣系统示意图

在传统PIVAS的工作中,已调配完成的成品输液经药师出仓核对,由专门的人员根据标签上的信息手工分拣至相应病区的药箱并经核对后送至各病区。传统的人工分拣输液往往消耗大量人力和时间成本;同时,在静脉用药的调配过程中,可能出现"未计费"(已配制完成的药品没有计费)、"作废化出"(已作废或停止的医嘱被配制出来)、"批次错误"(不是当前批次的输液被配制出来)、"重复化出"(相同标签的药品被重复配制)等现象,若在出仓核对扫描环节未能及时发现差错,则在后续的人工目视分拣成品输液时通常无法发现差错,以致病区输液包数与汇总标签数量不符,造成药品损失、临床用药不及时,甚至会导致用药差错的发生。此外,输液标签外观相似度高,人工目视操作易引起疲劳,造成病区分拣出错,不仅不利于患者用药安全,而且会造成不必要的经济损失。相对于人工分拣,智能分拣系统可以有效地改变传统分拣模式下差错率高、效率低的现象。借助条码扫描识别技术,智能分拣系统可与HIS衔接,根据后者接收的条码信息进行判断,将"未计费""作废化出""批次错误"等异常输液通过条码扫描予以排除,并将筛查出的异常输液单独放置,方便进行手工纠错,从而提高工作效率,减轻工作强度,并显著减少成品输液分拣差错。

智能分拣系统主要由上件装置、分拣装置、信号识别装置、传动链、分拣格口和计算机控制系统组成。该系统通过HIS或PIVAS软件服务器接收相应信息,运用条码信息实时扫描识别技术,结合自动化流水线传送带,用智能拨片将成品输液按批次、按病区分拣至设备仓位。当该批次的病区分拣结束或仓位已满时,系统将自动提醒工作人员将药品取出打包,从而达到高效、准确地分拣成品输液的目的。

智能分拣系统利用信息化和条码扫描识别技术,可对分拣批次进行自主选择,将非当前批次和已分拣的成品输液自动剔出,并通过系统传送带尾部进行排除。智能分拣系统的仓位并非固定不变,而是根据实际需求进行动态调整,如根据各病区输液量的多少和病区优先顺序实时安排调整,并可根据落入仓位中不同体积的成品输液数量动态计算满仓容量,及时提醒工作人员取药。在一个单元需要出仓时,其他单元仍可正常进行分拣工作,不影响速度,从而极大地提高了实际运行效率。同时,系统通过数据分析可全程监控每一个病区的分拣情况,包括"实时分拣数量""病区分拣汇总""已分拣""未分拣"等数据的统计信息,便于工作人员实时掌握分拣情况。

目前,市场上供应的智能分拣系统可满足50~500ml各种规格的软袋或塑料瓶输液的分拣。不同体积的输液不影响分拣速度,每小时2000袋左右的分拣效率可基本满足当前医疗机构PIVAS的工作需求。但是,对于部分特殊输液,如玻璃瓶、营养液、细胞毒性药物等,因其形状不规则、体积过大或性状不适宜等,仍需进行人工分拣。

4. 智能药柜

在现有医院病区药品的供应管理模式下,药品从药房到病区的"最后100m"是业内一致认为的管理盲区。例如,药品有效期、批号及其可追溯的实时动态管理缺失,临床用药信息管理不到位等,这些管理盲区的存在导致药房无法为管理或决策制定提供科学依据。传统的人工取药模式,医务人员工作量大,工作流程烦琐,易造成差错。而病房基数备药,尤其是管控药品的供应和管理流程较烦琐,且临时医嘱、夜间医嘱取药极为不便,占用宝贵的护理资源,故会影响护理质量的提升,导致患者满意度下降,也会增加医院的运营风险。而智能药柜的应用为解决这些问题提供了可能性。

智能药柜利用现代化物联网和大数据管理的理念,主要集成了以下设备和技术:身份识别系统、灵活的药柜配置、内置标签打印机、条码确认系统和智能管理软件等(见图5-32)。智能药柜集信息化和智能化于一身,它的运行模式相当于药房延伸到病房的一个分支,所有的摆药、取药模式都是在药房工作的基础上优化而来的。其工作流程如下:医生下达医嘱后,相关用药信息通过计算机系统传入智能药柜服务器,当护士需要取药时,用指纹进行身份验证,特殊情况可使用工号等方式进行身份验证,经核

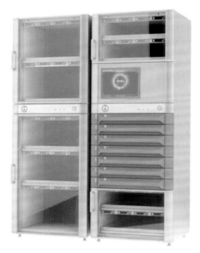

图5-32 智能药柜示意图

对正确后自动解锁,并在智能药柜的屏幕上核对患者身份、药品及用药信息,必要时进行双人核对,确定后药品相应位置上的指示灯开始闪烁,提醒护士取药,完成取药后药柜自动上锁,从而实现医嘱计费、取药一条龙服务;护士在给患者用药时,也需扫描相应条码,以保障用药全过程的可追溯性。

智能药柜的使用一方面打破了传统的药品从药房到病区的配送模式,减少了患者等待用药的时间,真正实现了患者及时用药的目的;同时,智能药柜的使用大大提升了从药房到病区的药品管理水平,保证了临床用药安全,优化了药品供应链,缩减了医院运营成本;此外,智能药柜的使用也能提高护士及药房工作人员的工作效率,真正实现了"把时间还给护士,把护士还给患者"的服务理念。

另一方面,智能药柜的使用也有助于医院管理真正实现"四化",即科学化、专业化、系统化和精细化,提升医院的整体管理水平,保障药品、医疗用品的使用安全,弥补药品供应链中无法将现代物流服务延伸到医院病房和患者的不足,提高医疗服务质量,保证患者用药安全。

5. 智能精麻药品管理柜

我国对麻醉药品、第一类精神药品实行"五专"管理,同时该类药品的处方权限、用法用量、领用和回收等都有严格的制度规定。目前,大多数医疗机构的精麻药品管理尚停留在人工管理阶段,流程烦琐且工作量大,手工记录的单据多且复杂,存在药品损耗、丢失等监管风险。智能精麻药品管理柜利用现代化信息技术,可有效避免人工被动管理中的一些弊端,实现管理规范化、精准化,提高工作效率和保证用药安全(见图5-33)。

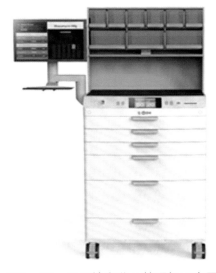

图5-33 智能精麻药品管理柜示意图

智能精麻药品管理柜主要由以下模块组成:①人机交互模块,包括触摸屏和指纹录入仪等,用于实现各类信息的查询、录入和提取等功能。②计算机主板和机电控制模块。③通信模块,用于连接HIS收取数据,连接打印机导出信息,也可扩展连接麻醉监护仪、麻醉机等,借助手术麻醉信息系统实现数据的同步记录和导出。④抽屉储药模块,用于多种抽屉和药盒的分类设置,如放置不同类型药品(如麻醉药品、第一类精神药品、非控制类药品)以及空安瓿回收盒等。各抽屉可分别设置使用权限,实现双人双锁。此外,系统还配置不间断电源、非电控双门锁,可以在临时断电等紧急情况下,由双人用不同的钥匙打开药柜,继续提取使用药品,从而保证用药的及时性。

智能精麻药品管理柜的主要工作原理是根据HIS提供的信息或手工录入的处方或医嘱信息,由计算机系统自动引导操作人员在指定的药品位置拿取或存放相应数量的药品,并实时记录所有操作。麻醉医生用指纹或用户名/密码登录系统,选择相应的患者,再选择所需药品的数量及用法用量,系统认可后即可在相应位置取药,并由系统将信息即时传至HIS进行计费。而医生也可预先在系统内设置多个常用的麻精药品套餐,在选择患者后,无须逐药选择,直接可选取预设的用药套餐,从而实现快速取药。此外,智能精麻药品管理柜还可扩展连接手术麻醉信息系统软件,通过无线连接的方式连接麻醉监护仪、麻醉机等来获取仪器的实时数据,生成麻醉记录单;同时,医生在术前、术中、术后的信息文字、图表处理也可在这台设备上一并完成。

智能精麻药品管理柜可直接对所有药品的入库、交接、使用、回收和废弃等环节进行全过程的记录追踪,同时实现药品储存、申请、盘点和有效期管理等操作的一键生成,有利于科学化、规范化、动态地管理精麻用药。另外,智能精麻药品管理柜的使用简化了操作步骤,不仅保证了手术麻醉用药的准确性、供应的及时性,而且填补了麻醉药品在流通、使用和管理等环节上的安全漏洞,提高了麻醉医生、药师和护士的工作效率及质量,也保证了患者用药的安全、有效、便捷;同时,智能精麻药品管理柜还可减少精麻药品的丢失,降低精麻药品的非正常损耗,节约医疗资源。

6. 自助取药系统

自助取药系统的开发旨在实现患者全自动取药的目标。在医生开具处方及患者缴费后,相关信息即传送到自助取药系统,处方经后台审核通过后,系统自动准备好药品,患者在自助取药窗口的刷卡器上刷卡,就可立即获得相应药品及用药指导单。如需要详细的用药指导,患者可再前往人工药物咨询窗口咨询。该系统在方便患者的同时也降低了取药时的差错率,节省了药房运营的人工成本,使药师可以有更多时间、精力投入到专业的药学服务中。

7. 自助售药系统

自助售药系统是一套集物流、现金流和信息流于一体的创新系统,是得到国家有关部门认可的、适合在公共场所提供自助服务的一种新型药品销售模式(见

图5-34）。它是一个集多媒体用户操作、严格的工业设备控制、可靠的远程数据通信、强大的控制管理中心和人工智能调控原理于一体的高科技系统。该系统利用超大触摸显示屏，通过图片、动画、影音等多媒体形式动态提供药品外观、药品说明书等信息，患者可根据自身症状选择对症的药品，并可进一步获取药品的价格、批号、有效期等相关信息。该系统配备完整的支付设备，可实现24小时无人售药，且操作简单、易用，可当场付款取药和打印凭据，方便、快捷。此外，该系统还设立专门的24小时药师服务语音热线，患者可通过该系统实时向专业药师进行药物咨询。

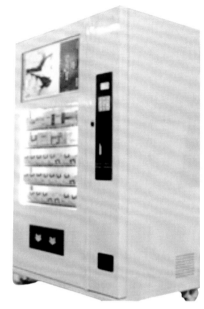

图5-34　自助售药系统示意图

同时，为保障自助售药系统的安全性，该系统采用全封闭的形式，除了专门的药品配送人员外，任何人都无法接触到柜内的药品，这不仅减少了人为因素造成的调配错误等问题的发生，而且也杜绝了假药；此外，该系统对每一笔销售和补货配送的药品都有产品批号及有效期的详细记录，对近效期药品能及时给予提醒。系统内设有温湿度调控装置，确保药品在适宜条件下储存，以保证患者的用药安全。

过去，由于传统就医取药流程的不便捷，因此许多人会在家中储存药品，以备不时之需。但是，这样往往会造成盲目购药、囤积药品的问题。自助售药系统类似一台自助售货机，可在各交通站点和住宅区等公共场所进行高密度铺设，并出售非处方药中的各类常用药，患者在需要的时候能随时咨询并购买，名副其实地成为人们的"随身药箱"。随着慢性病患者管理的逐步完善，自助售药系统也可以在经过一定认证或身份设置后，向部分慢性病患者提供慢性病用药的处方药售药服务。目前，自助售药系统多由医药公司、药店经营管理；而在今后的医改推行过程中，也可由社区医院来定点管理自助售药系统，在提供专业用药咨询的同时可以更好地为人们提供健康管理服务。

（二）结论评价

普通药架作为缓存工具，对成本和场地的要求较低，但存在传统预调配模式的弊端。因此，普通药架缓存模式适用于日门诊量不大且患者取药及时的情况。而借助一些改进措施，或利用信息技术（如排号叫号系统等），可显著改善患者排队拥挤的情况，提高取药速度和取药准确率。

智能缓存药架系统能有效提高工作效率，降低药品差错率；利用信息技术可以做到全程追溯，确保责任到人；合理分配工作，完善绩效管理。但是，该系统需要投入一定的设备成本和场地成本。

智能药筐解决了发药过程中"人找药"的问题，即使在高峰期药筐出现堆积的情况下，药师也可通过药筐闪灯准确地找到患者所需的药品，从而节约了找药的时间，减轻了工作量，同时也保证了药品调配的准确性，避免出现"张冠李戴"的错误。智能药筐所需的设备成本和场地成本较低。

智能分拣系统流程设计合理、性能稳定、分拣准确率高，可以显著提高工作效率、减轻人工劳动力；同时，该系统可杜绝人工分拣所产生的差错，从而使成品输液能及时送达病房，提高临床满意度，保证患者用药安全。但是，该系统前期需投入一定的设备成本和场地成本。

智能药柜可提升药品管理的系统化、信息化、精细化水平，做到安全、高效、智能，减少医护人员往返取药、人工盘点、手工记录等耗费的时间；促进药师和护士工作回归岗位本质，为患者提供更专业的技术服务。但是，智能药柜需要一定的设备成本和场地成本，以及药品条码支持和设备后期维护成本。

智能精麻药品管理柜采用密码、指纹登录以及麻醉药品分级管理方式对药品进行精细化管理，既可以节约人力、时间和医疗成本，也可以保证患者用药的安全、有效、便捷。同样，智能精麻药品管理柜前期需要投入一定的设备成本和场地成本，以及药品条码支持和设备后期维护成本。

自助取药系统可实现患者自助快速取药，提高工作效率。其前期需要投入一定的设备成本和场地成本，但可同时节约人力和时间成本。

自助售药系统可实现24小时无人售药，方便人们随时购买药品，特别是夜间购药。但是，该系统也需要投入一定的设备成本和场地成本，以及后期的维护成本。同时，药品作为一类特殊的商品，在销售过程中需要严格管理。

（三）各缓存模式的适用场景

1. 普通药架

普通药架作为最常用的缓存工具之一，可广泛应用于门诊药房、病区药房、静脉用药调配中心、药库等。

2. 智能缓存药架

智能缓存药架运用人机工程学进行外形设计，以方便药师存取药品；同时，药架上可放置各种包装形式的药品、耗材、药筐等，也可根据实际需求调整智能缓存药架的用途。智能缓存药架适用于门诊药房、病区药房、静脉用药调配中心、药库等。

3. 智能药筐

智能药筐因其灵活性而被广泛应用于门诊药房、病区药房、静脉用药调配中心、药库、病区等。

4. 智能分拣系统

目前，智能分拣系统主要用于静脉用药调配中心。

5. 智能药柜

智能药柜主要用于各个病区、手术室等。

6. 智能精麻药品管理柜

智能精麻药品管理柜具有防盗功能，可以放在手术室、麻醉科药房、ICU、疼痛门诊及相关病房等。医生可以24小时全天候正常提取麻醉药品，也可与放置普通药品的智能药柜配合使用，以提高工作效率。

7. 自助取药系统

自助取药系统适用于门诊药房、病区药房、静脉用药调配中心等。

8. 自助售药系统

自助售药系统适用于医院门诊药房、社会药店等。

第三节 输出环节

医院药房工作流程的最后一环即为输出环节。在当前医院药学工作模式下，输出环节主要指药品输出后的用药交代工作。用药交代指具备专业技术的药师通过语言及文字等多种途径将药品用法用量、用药途径、储存条件、禁忌和注意事项等内容准确地传达给受众,以保证用药的安全、有效、经济、适宜。用药交代的受众可以是患者,也可以是院内医护人员和广大群众。

近年来,我国医疗卫生行业的迅速发展和改革的不断深化,以及医学实践的不断探索,对医院药师的工作理念和传统的以调剂、制剂、静脉输液配制等为工作中心的药学模式形成了极大的挑战。《医疗机构药事管理规定》指出,要"以服务病人为中心,以临床药学为基础,对临床用药全过程进行有效的组织、实施与管理,促进临床药学、合理用药的药学技术服务和相关的药品管理工作",药师应该向临床合理用药方向发展,实现医院药学由传统调配模式向药学服务模式转变,以适应自身的生存和发展的需要。在这样的行业背景下,用药交代的重要性也日益显现。在传统药学模式中,患者能获得的药学信息的资源及途径十分有限。大型医疗机构门诊药房在高峰期或门诊量过大时往往导致排队,迫使工作人员简化用药交代,甚至在实际操作时无法对每一位患者进行用药交代。另外,药学服务向临床发展也要求药师更紧密地与医护人员联系,更主动、更积极、更全面地为临床提供药学支持。

因此,在从传统药学模式向药学服务模式转变的过程中,用药交代体系的提升也可以遵循这两种思路,即向患者提供更充分的药学信息以及拓宽患者获取药学信息的途径。

(一)实现方式及技术手段

1. 传统用药指导标签

在药品外包装上贴上用药指导标签(即传统标签)来向患者传递药品信息是医院药房最常用的用药交代手段。标签大小一般为3cm×5cm,包含患者身份、药品规格和用法用量等信息。传统用药指导标签模式简单明了,操作简单,患者接受度高。但是,由于受标签尺寸的限制,因此标签上无法承载详尽的药学信息,如药品的储藏条件,医院药房往往需要额外贴上标签来注明需要冷藏或避光等特殊情况,这样就会造成重复贴标签操作,增加了工作量,并存在漏贴、误贴等风险。

2. 用药指导单

用药指导单是一种类似处方笺的纸质清单(见图5-35)。除与处方笺一样包含患者的基本信息和所有的药品清单外,用药指导单还将药品按照口服类、注射类、外用类等不同的给药途径进行分类,并标识出需要特殊储藏条件的药品。同时,对用药指导单上的每个药品列出详细的药品使用方法,对于有特殊用法的药品,也可给予重点提示。为了保证患者的用药安全,医院药房还可以在用药指导单上标注药品的主要配伍禁忌,并对用药期间生活方式等方面需要注意的事项给予提示。例如,当患者的处方上有易引起双硫仑样反应的头孢类药品时,就需要在该药品项下注明服药期间禁止饮用含有酒精的饮品和药品。总之,用药指导单上可以标注与药品相关的更加详细的信息,这对保证患者安全、合理用药具有重要的现实意义。

用药指导单打印后即可直接发放给患者,在流程上省却了原本粘贴标签的步骤,有助于提升药品调剂的速度。该流程自动化程度更高,相当于优化了人力资源,使药师更专注于药学服务的其他环节。并且,用药指导单无须贴在药品包装上,不会破坏药品原有的包装,可以避免出现贴标签时不小心遮挡药品名称、规格、有效期、批号等关键信息的情况,也就不会影响患者对药品的识别。

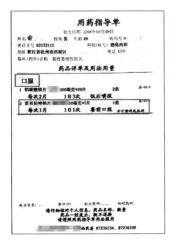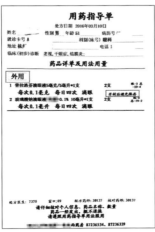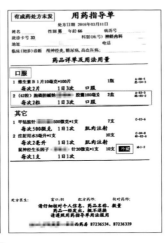

图5-35　用药指导单示意图

但是,用药指导单的易用性会比标签低,这是因为患者在使用用药指导单时需要自己根据用药指导单一一对应药品,然后确定详细信息。同时,患者对用药指导单的依从性也是一个需要关注的问题,让患者改变标签的使用习惯需要一个适应期。此外,用药指导单和药品不是一个整体,在实际使用过程中存在患者意外遗失用药指导单的情况,这就需要对患者进行宣教,强调妥善保管用药指导单的必要性和重要性。

总体来说，用药指导单省却了粘贴标签步骤，不破坏原包装，用药信息全面，有助于增强患者的用药安全意识，故其总体表现优于传统手工标签。

3. 药物咨询窗口和专科药学门诊

药物咨询窗口是经典的药学服务模式（见图5-36）。它向患者提供的最直接的药学服务就是药品信息咨询，药师面对面向患者提供用药指导，可提高患者的依从性，避免发生药物的不合理使用，保证整个用药过程的安全、有效、经济。同时，药物咨询窗口是发药窗口很好的补充，尤其是在

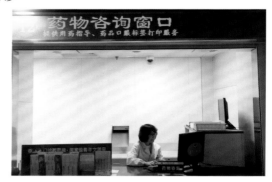

图5-36　药物咨询窗口示意图

门诊量大的医疗机构，发药窗口工作十分繁忙，药师往往没有充足的时间对患者进行用药指导，而患者在药物咨询窗口可以与药师进行充分的沟通，这样可以不同程度满足患者对疾病、药物相关信息的需求，同时可以拉近医患之间的距离，有助于为患者提供个性化的药学服务。

当然，药物咨询窗口在实际运行中也会遇到一些问题。例如，有些患者对药物咨询窗口了解不足，或没有注意到药物咨询窗口的存在；对医生和药师的功能定位认识模糊，认为药怎么用直接问医生就可以了；患者合理用药意识不够强，认为常规药没有必要来咨询。此外，还有些患者把药物咨询窗口当成"心理门诊"，部分需要长期服药的慢性病患者，他们与药师聊一聊，可以为自己"解压"。在咨询窗口的人群中，七成以上是以问询或查询为目的的，关心合理用药、用法用量等问题的约占6%。这些问题提示药物咨询窗口在患者心目中定位模糊，药房需要向患者进行宣传，从而提升药物咨询的接受度及影响力。

专科药学门诊指针对一个专科为患者提供系统化的用药指导。例如，在内分泌药物门诊，药师可以根据医生的处方指导患者合理地使用药物，也可以结合患者的具体情况，与医生共同研究最合理的用药方案，如具体的降糖药物治疗阶梯如何安排等。就某些职能来说，专科药学门诊和专科临床药学服务有着类似之处，两者均可以与医生共同探讨治疗方案。此外，专科药学门诊也可以作为药

学向临床发展并与药学服务相结合的一种尝试。

4. 远程用药交代

随着互联网的飞速发展,药房还可以利用手机APP和微信公众号等网络手段主动向患者宣传用药知识,这是一种主动性更强的药学服务新趋势。这种方式的用药交代内容灵活多变,既可以根据不同疾病做成专题形式,也可以按时令季节调整内容。不足之处是作为一种较新的用药交代方式,年龄较大的群体的接受程度可能较低。

当前,国内大型医院自主开发的手机APP已非常普遍,这种类型的APP往往整合了预约挂号、导医、收费、检查检验结果查询等功能(见图5-37)。而药房则可以通过这类APP平台向患者提供用药交代,如建立一个线上虚拟的互联网药房,提供包括向患者宣传合理用药的理念、合理用药的技巧和常识、特殊药品(如气雾剂、吸入剂等)的使用教学、简易的药品电子说明书、在线咨询等功能和资料,这样可以实现宣教、科普、查询、交流等全方位的互动。

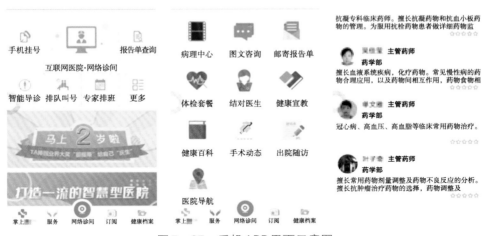

图5-37　手机APP界面示意图

5. 家庭用药指导

在药师走向临床的同时,药师走向家庭、走向社区也是药学服务的一个新的方向。在糖尿病、高血压、高血脂的社区慢性病人群中,患者年龄普遍偏大,接受新兴事物的能力稍弱,通常存在药物使用知识匮乏、用药安全隐患大等问题。由于该类人群主动获得药学知识的能力不足,因此需要药师主动地宣传合理用药的知识,以提高该类人群合理用药的水平,这也是当代药师的责任所在。

在具体的实施过程中,药师可以为患者建立长期用药档案,档案内容涵盖患者的基本情况、用药史、药物不良反应、主要的检测指标等。档案药师可以根据患者的情况灵活地采用电话随访、集中授课等形式进行用药指导。在这个过程中药师应及时做好书面记录,或者使用信息化的随访系统进行电子化记录。采用电话随访可以根据患者的具体情况随时增减随访次数,及时发现和解决患者用药过程中出现的问题,提高患者的依从性,保证患者用药安全。

除日常的电话随访和实地随访外,医院药房还可以定期举办小型的专项知识讲座,或者是大型的健康教育讲座。此外,药师也可以邀请相应的专科医生共同举办用药宣教活动。例如,关于糖尿病的知识讲座其内容可以包括糖尿病的基础知识、生活方式管理、低血糖的防治、各种急慢性并发症的处理、血糖检测仪的使用以及自我检测等;而且在讲座之余还可以安排现场答疑,以巩固患者对疾病的认识,提高患者的医嘱依从性。

6. 临床药物咨询

临床药物咨询也是药学服务中一项重要的内容。为临床医护人员提供详细的药物信息,促进临床合理用药,提高医疗质量是药师的主要职责之一。通过对接受过临床用药咨询的医护人员进行回顾性分析发现,咨询问题多集中在用法、皮试、用量、溶媒和配伍等方面。

药师可利用药物说明书、注射剂配伍表以及相关的药学专业工具书来解决临床基本用药问题。大部分药物的用法用量、皮试以及溶媒的选择等问题可以在药物说明书中查到,这就说明建立一个完善的说明书数据库,为医生、护士和药师服务是十分必要的;同时,还应根据药房内药品品种的变化情况,实时维护和更新说明书数据库。

口服药的形状和颜色是病区护士经常询问的一个问题。为了方便护士准确地将分包的片剂药品发放给住院患者,住院药房可以建立一个口服药品数据库,以便临床查询使用。有些缓、控释制剂只能整剂量服用,药房应该将这类药品的信息整合到HIS的医嘱提示中,以便从源头上预防不合理医嘱的产生。

而有些药品储存时需要特殊的条件,如避光、冷藏、密封等,药房可制定一份特殊储藏药品的品种目录,分发至每个临床科室或病区,并制作统一的标志进行管理(见图5-38)。

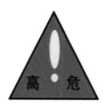

图5-38　特殊药品标志示意图

此外,在咨询过程中还会出现以下问题:①药物的输注顺序不合理,如输注含有钙离子的输液后,未予冲管就输注头孢哌酮、磷霉素、左氧氟沙星等。②输注速度控制不严,如两性霉素B滴速过快会引起心室颤动或心搏骤停;林可霉素滴速过快可引起血压下降和心电图变化,甚至导致神经肌肉接头传导阻滞等。这些问题关系到药品使用的有效性和安全性,故需要引起药师的重视。药房应及时归纳整理这类特殊的注射剂,分享交流实践中遇到的相关问题并形成书面材料,同时发送至护士站进行宣教,这有助于避免同类问题的再次发生。

7. 药学监护

药学监护(pharmaceutical care)是20世纪90年代提出的一个概念,其定义是"为了获得改善患者生命质量的肯定结果而提供的直接和负责任的药物相关治疗"。这就要求药师积极主动地参与到临床药物治疗过程中,直接面向患者指导用药。

目前,尽管有些医院已开展包括药物咨询、治疗药物监测(TDM)、临床药动学研究、药物不良反应(ADR)监测等临床药学工作,也有部分药师长期参与临床查房,但这些工作与实际意义上的药学监护实践还有很大差别。药学监护是对整个药物治疗过程的监护。在药学监护模式中,药师与医生、护士是密切的合作关系,药师的服务与医生的诊疗服务相同,都属于专业性服务,不同之处在于药师的职责是诊断并解决与药物治疗相关的问题。

具体来说,药师与医生一起决定患者是否需要进行药物治疗,明确治疗目标,并且为这一目标设计个体化治疗方案,监测患者用药的全过程,并对药物治疗作出综合评价,发现和报告药物过敏反应及副作用,最大限度减少药物不良反应及有害的药物相互作用的发生。药学监护不仅决定是否用药,而且判断药物的选择、剂量、给药途径、给药方法、药物治疗监测等是否正确,并向患者提供与用药有关的情报和咨询服务。药师必须综合分析与其他医务人员交流沟通所获得的用药信息、患者情况、疾病类型和医生提出的治疗观点等,以制定合理的用药方案。

8. 院内药学信息服务

药师不仅需要向患者和群众普及基本的药学知识,而且有责任向院内医护人员分享最前沿、准确、全面的药学相关信息。药学信息的来源主要有:①依托专业数据库和互联网,根据医院特点,对药学资源进行检索、筛选,获取丰富的信息资源;②对药学书籍期刊、学术会议资料、法律法规等信息进行整理加工;③对临床药师查房日志、药师咨询日志、药物不良反应分析、抗菌药物分析等进行归纳汇总;④根据临床医师的需求进行检索、整理的信息。总之,药师应尽可能通过完善的信息渠道,有针对性地搜集、整理药学信息,做好医师帮手和患者参谋的角色,促进合理用药。

院内药学信息服务包括:①编写医院药物处方集和医院基本用药目录,并及时更新;②对于新进医院药品,做好药品的简要药学信息整理,并在临床进行介绍,使医护人员及时掌握新药的特点;③定期汇总ADR信息,分析总结ADR发生的原因并对发生ADR较多的药品进行重点监控,保证临床用药安全;④收集国内外最新用药信息及ADR信息、临床用药最新发展动态及各种用药分析记录等,定期编写药讯,为医护人员提供药学信息服务,为患者提供药学咨询服务,促进临床合理用药;⑤举办针对性的知识讲座,提出合理的用药建议,使临床医护人员清楚出现不合理用药的原因,了解药物治疗的原则及前沿研究,并保证用药建议的落实。

(二)结论评价

在当前的药品输出环节,即用药交代环节,可通过传统标签、用药指导单、药物咨询窗口及专科药学门诊、远程用药交代、家庭用药指导和临床药物咨询等一个或多个方案联合来实现,具体的实施方案可根据医疗机构的自身特点及药学服务能力进行自由组合。

（1）传统标签和用药指导单　由门诊调剂窗口药师进行用药交代的两种方式——传统标签和用药指导单,两者在使用上各有优劣。

（a）传统标签

优点:传统标签与药品一一对应,不易混淆。

缺点:①需要进行贴标签步骤,影响调剂速度;②贴错药盒,产生隐患;③破坏药品原有包装,不利于患者识别药品。

（b）用药指导单

优点:①省却贴标签步骤,加快调剂速度;②优化人力资源;③不会破坏药品原包装;④用药信息全面。

缺点:①用药指导单与药物分离,易遗失;②患者改变使用习惯存在适应期。

分析评论:传统标签对患者来说更加习惯,贴在药品外包装上不易混淆和丢失。而用药指导单省却了贴标签步骤,不破坏药品原包装,用药信息全面,可以提高服务质量,增强患者的用药安全意识。

（2）药物咨询窗口　药物咨询窗口是对门诊患者和出院患者做好用药交代的一种补充,特别是在门诊量大、住院床位多的医院,由于患者往往需要排队取药,发药时的用药交代可能比较简洁,没有充足的时间对每一位患者进行细致的交代,此时就可以建议有疑问或用药情况复杂的患者到药物咨询窗口进一步咨询。而在门诊量小、住院床位少的医院,可能即使设置了药物咨询窗口,而前来咨询的患者也寥寥无几,导致场地和人力资源的利用率很低。

（3）专科药学门诊　专科药学门诊则是专门针对用药情况复杂的专科设置的,如内分泌系统疾病或者心血管系统疾病等。这个方案首先要求医院某专科有足够的患者基数做支撑,其次该方案对人员、场地提出了一定的要求。药师应具有丰富的临床经验,掌握病理和药理相关知识。专科药学门诊一旦开启,就可为患者提供更专业、更精准的药学服务。

（4）手机APP和微信公众号服务　手机APP的功能可以依托医院自身的综合APP得到实现,即将药品信息、在线咨询等功能进行整合。微信公众号的建立比较简单易行,建立后的维护和内容更新也比较方便。总的来说,微信公众号设立的门槛及成本比手机APP低,而手机APP的功能性和整合度比微信公众号高。

（5）家庭用药指导　家庭用药指导主要有两种形式：一是电子随访系统，二是定期组织讲座。前者是一项持续性工作，需要购买或开发相关的软件系统，并安排人员进行药历的设立和管理，使用电话、短信等工具与患者进行联系，因此整体的成本与人力资源要求比较高，针对性强，个性化高，可以为患者进行个体化的用药指导。后者是一项定期工作，相对来说对活动组织的能力有要求，不过成本和所需要的人力资源低于前者，用药指导的受众面更广。

（6）临床药物咨询　临床药物咨询是临床药学体系中对专科临床药学服务的一种补充。相对于专科临床药学服务，临床药物咨询服务的内容更加基础化，因此可以由资深药师牵头，通过整理说明书、建立在线资料库等方式，自行构建一个相对完整的药学服务体系。

（7）药学监护　药学监护的基本工作内容有血药浓度监测与解释、临床治疗咨询与会诊、单剂量作业、患者出院后药物宣教、门诊患者药物咨询、药物不良反应监测与鉴定、参与新药临床评价方案的制定等。通过发挥药师的专业特长，可以使患者获得更加理想的用药结果，同时降低与药物治疗相关的医疗费用，尽可能使每一位患者在接受药物治疗后能够获得最佳的机体功能和精神状态，保证生活质量。

随着医改的不断深入，人们对药学服务的需求也日益增长，这对药学信息工作提出了更高的要求。完善药学信息服务平台、打造新的药学信息评价标准和体系、提高药学信息服务能力等将成为药学工作人员的工作重点，通过切实发挥药学信息服务的作用，最终提高医药护患合理用药的水平。

第四节　管理控制系统

管理者用于控制组织行为的系统称为管理控制系统。管理控制是管理者用以影响组织中其他成员、实现组织战略的过程。管理的控制是没有现成标准的，也不是自动的，它是一个有意识的计划过程的结果。管理者必须自己判断现有情况与标准情况之间的差异，发现差异并及时进行修正，以保证系统的准确运转。同时，如果管理控制系统涉及其他人及其他部门，那么管理者必须与其他人或部门合作方能实现改变。

管理控制包括多种多样的行为：①计划组织应该做什么；②协调组织中多个部门的行为；③传递信息；④评价信息；⑤如果需要，决定应该采取什么行动；⑥影响人们，改变他们的行为。

一、管理控制系统的影响因素

管理控制系统的影响因素指存在于管理控制系统之外，并对管理控制系统产生影响的各种环境变量的集合（见图5－39）。这些环境变量既包括组织的外部环境，也包括组织的内部环境；环境变量之间存在着相互依存、相互影响的动态互动关系。而对医疗机构而言，其内部环境因素直接关系到整个管理控制目标能否实现，并决定其管理控制系统的具体模式。

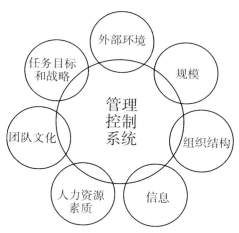

图5－39　管理控制系统的影响因素示意图

研究发现，组织的外部环境、技术、规模、战略、组织结构、团队文化等环境因素对管理控制系统的设计具有重要的影响，与这些环境因素匹配良好的管理控制系统，其控制效率较高，实现组织的最优业绩的效果较好。下面分别介绍这些关键环境变量对管理控制系统的影响。

1. 外部环境

外部环境指存在于组织边界之外、能够对组织整体或者局部产生潜在影响的各种外部力量和因素。外部环境变量的分析是管理层进行管理决策和控制以及开展各种经营活动的基本前提条件，也是设计管理控制系统基本框架时必须考虑的关键因素。

现有的外部环境通常从两个维度进行研究:一是复杂性,主要指环境变量中影响管理活动的有关因素的多少以及这些环境因素之间差异性的大小。通常情况下,环境因素越多,环境因素之间的差异性越大,环境的复杂程度就越高。二是动态性,主要指环境变化的速度以及不可预测性。外部环境动态性越强,管理控制系统的开放性和外部性就越强。

总之,外部环境越复杂、动态性越强的组织,其外部环境的不确定程度就越高;反之,外部环境越简单、静态性越强,组织外部环境的不确定程度就越低。而组织外部环境的不确定性越高,其管理控制系统的开放性和外部性就越强,但对信息的广泛性和及时性要求也相对较高。

2. 任务目标和战略

组织的目标和为实现目标而制定的战略是管理控制系统的运行基础。组织目标是组织管理活动所希望实现的结果。根据不同组织所要研究和解决的不同问题,可以确定不同的组织目标。正确的目标是组织良性循环的前提条件。组织目标是组织管理活动的行为导向,是组织成员共同努力的方向。战略是根据外部环境及内部资源和能力状况选择行动方案,为实现组织长期发展目标、求得组织持续发展而采用的策略和手段的总体谋划。组织战略的基本出发点和归宿是组织未来的生存、稳定和发展,其实质是帮助组织实现长期生存和发展的目标。

战略的制定和实施是管理控制系统两个不可分割的重要环节。制定战略是组织对外部环境不确定性的积极应对方式,管理控制系统是管理者影响组织成员以实施战略的一种工具。因此,战略是影响管理控制系统设计的关键因素。

管理控制系统作为实施组织战略的一种有效工具,它在战略和目标之间架起了一座桥梁,战略的制定为管理控制系统确定了运行的目标和方向。

3. 组织结构

组织结构是为了实现组织的目标,从分工与协作角度对组织中的职能结构、管理层次、管理权限及责任等方面作出正式规定的结构体系。组织结构的目的是实现组织的目标,其本质是员工的分工与协作关系。

组织结构选择不同,其相应的管理控制系统也不同。组织结构设计的核心问题就是解决组织内决策权力的分配问题。从本质上来说,组织结构的变迁或是一次集权的过程,或是一个分权的过程。

组织结构中的集权和分权是相对而言的,任何医院管理的结构组织既不可能实行绝对的集权,也不可能实行绝对的分权。一家医院或者一个部门采用什么样的组织结构,以及在管理控制上应该更多地分权还是更多地集权,主要取决于组织的具体环境。一般情况下,外部环境的复杂程度和动态程度越高,组织就越倾向于采用有机的、分权化的结构;而外部环境越简单、静态性越强,组织就可以考虑采用机械的、集权化的结构。具有复杂技术和多元化经营的大型组织,通常采用分权化的组织结构。实行分权化组织结构的大型组织往往强调规范的管理控制系统,并且更多地采用复杂的预算控制和正式的沟通方式。

4. 规　模

一般情况下,组织规模的大小与组织的发展密切相关。组织结构与规模的大小成正相关,即组织规模越大,其组织结构就越复杂;但规模增大到一定程度后,规模对组织结构的影响会逐渐减弱。因此,组织规模的大小对组织结构的设计产生重要的影响,不同规模的机构其组织结构的特征也不同,规模通过对组织结构产生影响,进而影响管理控制系统的设计和运行。

组织规模主要通过影响以下因素进而影响其管理控制系统。

（1）组织结构的复杂性　组织规模与组织结构的复杂性密切相关。组织结构的复杂性主要表现在管理层次、管理幅度以及关键职能部门这三个方面:①管理层次,即组织中管理层级的多少。②管理幅度,即管理人员控制幅度的大小。在很大程度上,管理幅度的大小决定着管理层级的多少以及需要配备多少管理人员。③关键职能部门,即将组织中的工作任务分工进一步细化和专业化,每个员工只能从事专业化的工作,这就要求配置更多的职能部门来实现分工的专业化,以提高组织的工作效率。因此,在一定程度上,规模较大的组织其结构也更加复杂。

（2）控制方式的正规化程度　正规化程度是指组织员工在工作过程中所依据的工作程序的标准化程度。在规模较小时,组织的控制方式通常采用非正规的控制,组织的正常运行很大程度上取决于领导者的个人能力和素质。但随着组织的发展,其规模不断扩大,拥有的资源(如人力资源、现金设备和技术等)不断增多,使得组织管理者需要处理的信息量和工作量也越来越大,领导者个人的能力很难满足组织工作的需要。因此,必须额外制定一些规章制度,对员工的工作过程进行详细的规定和说明,使员工明确自己的责任和任务。相对而言,规模较大的组织其控制方式的正规化程度也较高。

（3）集权与分权程度　组织结构的集权与分权程度直接影响着组织的运行。随着组织规模的不断扩大,任何高层管理者都不可能对组织的所有活动进行管理,也不可能作出所有的决策。这就要求组织的高层管理者将部分决策权下放给下级管理者,允许下级管理者在某种程度上具有决策权。规模与集权和分权程度的关系是复杂的,通常认为随着组织规模的扩大,组织中的管理人员也越多,组织的分权程度也就越高。相反,组织规模越小,组织的集权程度就越高。

5. 团队文化

团队文化是一个机构在长期的发展过程中提炼和建立起来的一种适合自身特点的经营管理方式,是被共同认可的特有价值观念、职业道德、行为规范和准则的总和。团队文化的形成过程就是管理层通过制定规章制度、实施内部舆论影响或教育来影响员工的意识,从而使员工把组织的文化愿景转化为个人自觉的行为准则和规范的过程。可以说,团队文化是一种特殊的行为规范,是对组织规章制度的必要补充。对员工来说,这种行为规范的约束不是法律的外在强制,而是精神的内在强制。团队文化不仅可以影响员工的行为,增加组织的凝集力,而且为人们提供了评判一个管理控制系统能否被广泛接受的无形的标准。

通常我们可以根据组织决策权力的集中程度(集权—分权)和组织对外部环境的不确定性及风险的偏好程度(冒险—稳健)将团队文化分为以下四种类型。

（1）层级型团队文化　层级型团队文化的特征是管理层级分明,有明确的责任及授权,工作内容标准化,决策权力高度集中于高层管理者,中低层管理者对决策的参与程度较低。这种类型的团队文化通常建立在控制和权力的基础上,受基本规则约束,适应性较弱。

（2）参与型团队文化　参与型团队文化的特征是组织工作环境相对开放,鼓励中低层管理者和员工参与决策;注重人际关系,具有很好的互相合作精神,工作可获得高度的支持与信任。

（3）创新型团队文化　创新型团队文化面临的竞争环境是复杂多变的,其特征是营造一种以挑战、冒险和创造性为价值观的团队氛围,即创造一种勇于承担风险的文化氛围。在创新型文化强烈的组织中,员工的工作较具创造性、挑战性和冒险性,组织鼓励成员持续不断地进行创新和变革。

（4）稳健型团队文化   稳健型团队文化的特征是组织环境通常相对保守，不鼓励员工做有风险、有挑战的工作，即营造一种中规中矩的文化氛围。在稳健型团队文化中，员工主要是安心完成自己的工作，喜欢采用低风险、迅速回报的方式取得成功，并以紧张努力工作来增强组织实力，避免承担大的风险。

在组织中，强有力的团队文化往往对管理控制系统产生巨大的影响。团队文化既可能对管理控制系统的设计与运行起到支撑和强化作用，也可能限制和阻碍管理控制系统的变革和创新。因此，团队文化氛围不同，经营风格、经营理念也就不同，对员工行为的影响和作用亦不同。

6. 信 息

信息是组织管理的基础，管理者需要对与组织发展相关的信息进行全面搜集、分析和处理，以实现对组织的有效控制。与组织密切相关的信息包括文字、数据和图表等。优秀的管理者擅于从大量的信息资源中搜集到有用的信息。由于管理决策的质量在很大程度上取决于管理者所能支配的信息质量，因此管理人员获取信息的能力就显得至关重要。管理信息系统通常用于定期为管理者提供所需的信息，并且通过计算机系统对这些信息进行收集和整理。

在管理控制系统中，信息被用于规划、协调和评估。而对相关信息的使用则取决于形势、环境、期望的作用以及信息的成本和价值。有助于这一功能的信息是面向未来的，其中很大一部分是外部信息，但过去的经历显然是规划未来活动的基点。

管理控制系统的设计应当能够有效地检测环境以及在面对新的机遇时向组织中的每个人征求意见。从本质上讲，管理控制系统应从以下资源中搜集信息：①组织活动的内部日志；②竞争对手的行动；③行业发展；④政府的行动；⑤一般经济环境。

信息的协调主要是减少不确定性的信息，在如何做、何时做，以及怎样有效率、有效果地工作等方面减少员工的不确定性信息。保证信息清晰、准确的主要目的是使组织中的每个人都充分了解自己的职责，以便能够更好地完成整个组织的工作。管理控制系统的目标是以最合适的方式向恰当的人提供信息方面的协调，以确保实现组织的目标。

7. 人力资源素质

人力资源素质是指组织内部具有劳动能力并直接或间接参与社会经济活动

的劳动者的身体状况、道德品质、智力水平、文化水平、专业水平等因素构成的有机整体。人力资源素质以人的素质为基础。

从人力资源管理的主要目标来看,其管理模式可以划分为以事为中心和以人为中心两个维度。以事为中心的管理将员工视为一种"工具",强调以事为单位的单方面的、静态的管理和控制。以人为中心的管理将员工视为组织的重要资源,倾向于满足员工自我发展的需要,强调对员工的激励和开发。以事为中心的管理方式强调正规的控制手段,以人为中心的管理方式则强调非正规的控制手段。人力资源管理是采用以事为中心还是以人为中心,在一定程度上取决于人力资源素质。道德素质和专业素质是衡量人力资源总体素质的两个主要方面。

组织的人力资源政策及人力资源水平不仅影响着管理控制方式,而且影响着管理控制有效性目标的实现。人力资源素质对控制系统的控制方式和手段的选取以及控制目标的实现有着非常重要的影响。对于具有良好的道德素质和专业素质的员工,组织一般对其行为变量制约较少,倾向于使用宽松的控制方式和非正规的控制手段。

二、不同因素下的管理控制系统模式

在上述对外部环境、战略、组织结构、规模和人力资源素质等关键环境变量进行分析的基础上,我们可以将这些关键环境变量综合起来组成四种典型的整合环境,从而确定适合该整合环境的管理控制系统模式。

整合环境 A 的特征:外部环境的不确定性程度较低,组织规模较小,集权型组织结构,人力资源以事为中心,员工素质一般。在这种整合环境下,组织倾向于采用封闭—理性的管理控制系统模式,以及规章、制度等正规的控制手段。

整合环境 B 的特征:外部环境的不确定性程度较低,组织规模相对较大,分权型组织结构,人力资源以人为中心,员工素质较高。在这种整合环境下,组织倾向于采用封闭—自然的管理控制系统模式,以及人际关系、文化等非正规的控制手段。

整合环境 C 的特征:外部环境的不确定性程度较高,组织规模相对较大,人力资源以事为中心,员工素质一般。组织战略既可以采用探索者战略,也可以采用防御者战略。前者通常为集权型组织结构,采用预算等严格、正规的控制手段;后者通常为分权型组织结构,采用宽松的、非正规的控制手段。在这种整合环境下,组织倾向于采用开发—理性的管理控制系统模式。

整合环境D的特征:外部环境的不确定性程度较高,组织规模相对较大,人力资源以人为中心,员工素质较高。组织战略既可以采用探索者战略,也可以采用防御者战略。前者通常为集权型组织结构,采用正规及非正规控制手段;后者通常为分权型组织结构,主要采用人际关系、文化等非正规的控制手段。在这种整合环境下,组织倾向于采用开放—自然的管理控制系统模式。

三、管理控制系统基本框架的构建原则及运行环境

1. 管理控制系统基本框架的构建原则

管理控制系统本质上是管理者通过一系列正式的目标设定、监督、评价和反馈的系统,规范和引导特定的组织资源及其成员的方向,向管理者提供这种战略是否高效、有效运作,结构是否合理的信息,以落实组织战略及实现组织目标的过程。管理控制系统基本框架的构建应遵循以下几个原则。

(1)目的性原则　管理控制系统的最终目的都是帮助管理者实现组织目标,即它是为管理工作服务的,构建的系统要由管理者来使用。

(2)整体性原则　整体性原则认为,任何事物都可以被看成一个整体,这个整体可以被分解为若干基本要素,系统整体有不同于各基本要素(组成部分)的新功能,整体功能大于局部功能之和。

(3)动态性原则　管理控制系统是一个动态系统,它的动态性有两层含义:一是管理控制系统有相对稳定的一面,这是管理控制系统存在的根本条件;二是管理控制系统又是动态的,系统要打破原来的稳定状态,需要建立新的更高的稳定秩序。因此,系统的有序、稳定状态是系统运行的目标。

(4)信息畅通原则　管理控制系统的控制过程是一种信息的控制过程,即在管理控制系统中,通过信息的传递、交换和处理,发出指令,调节各职能系统的活动,使其稳定地达到既定目标,各职能系统的全部活动和环节达到协调一致,从而使系统总体达到相对稳定。

(5)开放性原则　任何组织都需要在一定的环境中谋求生存和发展。现代管理理论将组织看成是一个开放的系统,系统与外部环境之间保持普遍联系且相互制约,并在与环境的相互影响中达到动态平衡,这是系统观在管理工作研究中的体现。因此,环境就成为组织管理决策与控制的基本约束因素。

（6）环境适应性原则　管理控制系统处于环境之中,就必然会与外界环境发生信息交换。环境的变化对管理控制系统有着重要的影响。能适应外界环境的变化并与外界环境维持最佳状态的系统才是理想的系统,不能适应环境变化的系统是没有生命力的。

2. 管理控制系统基本框架的运行环境

在很大程度上,有效的管理控制系统对提高工作效率、激发员工创造力以及提高企业的持续竞争力起着非常重要的作用。控制机制的引入和发挥作用是建立在一个合适的机构、组织和文化环境基础之上的。运行这个管理控制系统一般需要较高的成本,而且在没有配套的环境条件下这个系统不可能运作良好。管理控制系统作为组织战略的一种执行机制,其有效的运行必须基于一定的组织环境条件。

管理控制系统的作用在于推动组织实现其战略目标的管理。因此,管理控制过程首先应重视战略落实,管理控制只是管理者落实目标战略而采用的若干工具之一。如图5-41所示,战略通过管理控制、组织结构、人力资源管理和文化来实现。

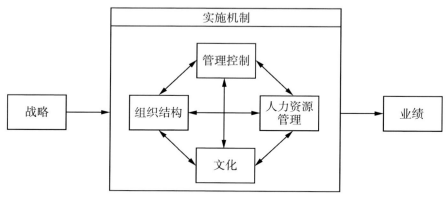

图5-41　管理控制系统示意图

3. 管理控制系统基本框架的构建

管理控制系统的设计由"计划—执行—监控—评价—修正"五个控制环节组成,以提高组织发展的效率和效果,实现组织管理控制系统的目标。

第一,应基于组织内外部环境因素分析来确定组织的目标,并将组织的目标转化为组织的总体战略目标;然后通过"计划环节"对组织的战略目标进行分解,将战略目标细化为财务方面和非财务方面的具体目标以及相应的量化指标。

第二,通过"执行环节"实施在计划环节确定的财务和非财务的具体业绩目标。它是将组织战略目标转化为现实的核心环节,也是组织管理控制系统的控制目标能否实现的关键环节。预算的有效执行离不开管理的组织和领导职能。执行环节应建立完整的信息反馈和沟通体系,以确保各项预算的执行情况能及时到达组织的管理层。

第三,"监视环节"是对执行环节的情况进行适时监控和考核。管理者通过该环节获得执行中产生的各种定期或不定期的报告和数据资料,并以这些信息作为评价环节的可靠依据。

第四,"评价环节"是将监控环节产生的各项预算和考核指标的执行结果与计划环节制定的标准进行对比,据此对执行情况作出客观的考核和评价。评价环节是对执行者进行激励和约束的有效措施。

第五,"修正环节"对评价环节的相关信息进行反馈,以对业绩目标与具体指标的设置以及预算编制中的问题进行调整。修正环节的结果通过影响计划环节的标准而对下一轮的战略目标的制定和组织整体绩效产生影响,并由此促使管理控制系统各个环节作出相应的动态调整。

四、药房目前的管理控制模式

目前药房的管理控制模式主要基于人力资源管理和药物管理两个方面。一方面,人力资源管理是基于绩效考核体系的建立和实施,从制度建设、人才培养、药学服务、信息建设、科研教学五位一体来促进学科建设和发展的。另一方面,药物管理是基于HIS实现药品的流通、使用、监管的。HIS具有强大的功能模块,具体体现在组织和管理、药物选择和采购、药物储藏、处方/医嘱的开具、药物的准备和开发、给药过程、药物检测这七个方面。

第五节　药房流程模块的有效组合

药房流程包括输入环节、加工环节、输出环节和管理控制系统,每个环节由多个模块组合而成,如何有效地选择、组合这些模块,需要我们对药房流程进行根本性的思考。模块有效组合的目的是在成本、质量、服务和效率等方面取得显著的改善,使药房能最大限度地提升患者的就医体验,确保患者用药安全。按照流程化、规范化和标准化的系统建设要求,我们对现有的药房流程进行梳理、整合和规范,选取契合各医院实际的功能模块进行最佳组合,以最终达到有效的药房流程重组。评价药房流程重组是否有效,我们应该从药房各作业流程模块有效组合后所产生的绩效和风险的有效控制等方面进行综合评价,一般遵循以下步骤:①如实描述现有的药房业务流程;②找出现有药房流程不畅的症结及其原因(即流程的瓶颈在哪里);③提出一个理想的药房流程或解决方案;④评估新的药房流程,探讨解决方法实施的可行性,排除新流程可能带来的负面影响;⑤在新的重组方案确定后,先改进药房流程中的各功能模块,再实施全部的流程重组,并达到信息化、智能化、网络化的目的。

一、药房流程重组各模块有效组合的原则

原则一,药房流程重组始终以满足患者(外部顾客)或医护人员(内部顾客)的需求为首要原则,应以对患者(外部顾客)或医护人员(内部顾客)需求的深度理解与全面把握为出发点,始终体现以患者为中心。

对患者(外部顾客)或医护人员(内部顾客)需求的理解与把握是药房流程重组的第一步,这是医院构建核心能力的关键。了解不同患者(外部顾客)或医护人员(内部顾客)的偏好,从而构建患者(外部顾客)或医护人员(内部顾客)期望的药房服务模式与服务内容,提供满足患者(外部顾客)或医护人员(内部顾客)需求的多元化药学服务,其目标是创造最佳的患者(外部顾客)就医体验和医护人员(内部顾客)的药学服务体验。

在对患者(外部顾客)或医护人员(内部顾客)需求的挖掘与准确把握方面,药房流程重组的实施方需要解决以下几个问题,即:从患者的角度来看,便于患者获取药物和相关资讯么? 改善的流程能适应不同患者的需求么? 反思这几个问题就可确定最终流程的改进方案。

在流程设计时,我们往往会考虑更多内部管理的需求,从而导致由内到外的、一厢情愿的流程设计模式,缺乏对患者需求的真正关注。而以患者为导向的流程意味着医院必须真正以患者为药房流程设计的起点与归宿,围绕患者就医体验、患者利益、患者满意度和用药安全来选择药房流程重组的模块。

原则二,药房流程重组要体现整体原则,要充分考虑药学服务的全过程,全面整合药房各部门的资源,以流程突破部门界限,共同努力改善患者就医体验。

我们要明确,谁应该对患者的满意度负责。在衡量患者满意度方面,除了窗口药学服务之外,安全、质量、效率等亦是非常重要的衡量指标。药房窗口自身提升患者满意度的能力是有限的,必须由后台的各个系统都建立以患者为中心的流程,确保安全、质量、效率,才能全面提高患者的满意度。

药房流程重组不是一个孤立事件,往往牵一发而动全身,因此在改造面向患者端的流程时需要我们进一步回答以下几个问题,即:药房窗口药师在为患者提供服务时,必须依赖其他哪些部门? 后台支持如何? 这些支持资源是否需要改变? 如何改变这些支持资源? 局部的流程重组是否会影响到整体的功能和患者的用药安全? 是否会增加其他部门的安全隐患或者安全风险? 成功的药房流程重组需要药房各方面的支持和医院其他相关部门的密切配合与联动,孤立的变革是无法达到药房流程重组的目标的。

原则三,药房流程重组应体现以人为本的团队式管理原则,集思广益,充分发挥团队的聪明才智,从"要我做"变成"我要做",达到药房流程重组的最高境界。

1988年,德鲁克在《哈佛商业评论》(*Harvard Business Review*)上发表了题为《新组织机构的到来》一文,他将现代企业组织的管理模式比喻成交响乐团:一群训练有素的专家,在指挥的领导下,紧密合作,但实际上,这个比喻更适用于以任务为中心的传统企业。现代的医院药房更像在绿茵场上与对手拼抢的足球队,对一名足球教练来说,他需要关心每个球员的状况,如技术、体能和竞技状态,也必须关心流程,如比赛的进程。团队式管理既不是足球教练的随意选择,也不是以流程为中心的任意发挥,这是由组织所担负的任务所决定的。因此,药房流程重组应体现以人为本的团队式管理原则。

二、药房流程重组实施评价

我们可以根据各自医院药房业务的需求实际,从前面几节介绍的各个药房业务流程模块中选取适当的模块进行有效组合,这些模块的组合可以从经济性、可行性和效益性等维度进行评价,最终选择恰当的模块进行药房流程重组,以确保患者用药安全。

常用的评价方法有以下几种。

（1）头脑风暴法　在讨论医院战略远景规划、决定药房流程重组的过程中，头脑风暴法是一种十分有用的方法。在运用头脑风暴法进行讨论时，鼓励与会者提出尽可能大胆的设想，同时不允许对别人提出的观点进行批评。运用头脑风暴法有助于我们发现现有药房流程中的弊端或不足之处，提出根本性的改造设想。此外，一些软件工具也可以用来支持这种讨论，与会者可以匿名讨论议题并提出他们的建议和意见，根据关键字来进行存储、检索、注释、分类和评价。

（2）德尔菲法　德尔菲法常被用于论证流程重组方案的可行性：将流程重组的初步方案发给若干事先选定的信息系统专家并征求意见，然后将各位专家的反馈意见经过整理和分析后，第2次再发给专家，促使其考虑其他专家的看法，对有分歧的地方进行更深入的思考。这样，经过几轮征集，最终可获得比较一致的意见。德尔菲法对降低药房流程重组的风险、制定正确的信息化战略是十分有用的。

（3）价值链分析法　当对药房的业务流程进行分析并选择改造流程时，我们可以采用哈佛大学波特教授提出的价值链分析法。价值链分析法其实是一种效益性的评价方法，这一理论最早发表于波特的一篇关于"如何将价值链分析与信息技术结合起来"的论文中，后来被发展成为企业战略分析的重要手段，其对企业信息化建设有着十分重要的应用价值。波特认为，在一个企业中，可以将企业的活动分为主要活动与辅助活动两种。主要活动包括采购物流、生产制造、发货物流、市场营销、售后服务等方面的活动，辅助活动包括高层管理、人事劳务、技术开发、后勤供应等方面的活动。以上各项活动因企业或行业不同而具体形式各异，但所有的企业都是从这些活动的链接和价值的积累中产生面向顾客的最终价值。因此，将一个药房的活动进行分解，并分析每一个链条上的活动的价值，就可以发现究竟哪些活动是需要改造的，并从中发现可以实现差异化和作业成本优势的活动。

（4）ABC成本法　ABC成本法，又称作业成本分析法，主要用于对现有流程的描述和成本分析。作业成本分析法与上述价值链分析法在某种程度上十分类似，两者都是将现有的药房业务进行分解，找出基本活动。但作业成本分析法着重分析各个活动的成本，特别是活动中所消耗的人力、资源等，而这属于经济性的评价方法。

（5）标杆学习法　标杆学习法可用于设立改革的目标和远景、确定流程重组的基准等方面,这也是一种可行性的评价方法。在医院药学这一专业领域内,有许多先进的药房工作模式值得借鉴,这些药房的流程可以为其他医院所效仿,因此也可以将这些药房的一些具体指标作为其他医院药房的标杆和样板进行流程模块的选择组合。

（6）流程建模和仿真　使用计算机软件对企业现有业务流程进行分析并提出改造方案的方法,就是企业信息流程建模。目前,已有许多企业信息流程建模方法和相应的软件系统问世。集成信息系统架构(ARIS)的方法和工具是由德国萨尔大学企业管理研究所所长及 IDS-Scheer 公司总裁 Wilhelm Scheer 教授提出的。其设计理念是希望构建一个整合性的框架,将描述一个企业流程的重要观念尽量纳入到模型之中。集成计算机辅助制造的定义方法(IDEF)是美国空军于 20 世纪 70 年代末 80 年代初在集成计算机辅助制造(ICAM)基础上采用结构化分析和设计技术(SADT)等方法发展起来的一套建模和分析方法。在 90 年代初期,IDEF 用户协会与美国国家标准及技术协会合作,建立了 IDEF 0 标准,并在 1993 年公布其作为美国信息处理的标准。目前,IDEF 是多种国际组织所承认的标准。为了降低项目的复杂性,使项目得以顺利开展,项目实施小组可以运用基于计算机软件的建模分析工具(如 BPWin 软件等)来建模。使用这些方法对企业业务流程进行建模,不但能够描述企业的现行流程,进行流程诊断及设计新流程,而且可以对企业业务流程进行有关成本、效益等方面的模拟和分析,因此它是药房流程重组在各模块选择组合时一种评价经济性和效益性的方法。

在上述方法中,头脑风暴法、德尔菲法、价值链分析法都是经典的管理方法和技术;而 ABC 成本法、标杆学习法、流程建模和仿真则是比较创新的方法,尤其是流程建模和仿真,它为药房流程重组项目提供了有力的工具。我们将上述方法和技术综合在一起,就可为药房流程重组团队创建一整套从经济性、可行性和效益性等多维度进行有效评价的工具,并可在整个药房流程重组过程中得到运用。

三、药房流程重组的风险评估

药房流程重组各模块有效组合的成功实施,还需要我们对重组流程选取的模块组合进行有效的风险评估,以确保流程重组安全、有效。药房流程重组选取模块组合的风险评估包括风险辨识、风险分析和风险评价三个步骤。

（1）风险辨识　风险辨识指流程组合的各个模块、各个环节、流程重组相关的其他部门，在实施新的流程组合后是否存在风险及有哪些风险。

（2）风险分析　风险分析是对上述辨识出的风险及其特征进行明确的定义描述，分析和描述风险发生可能性的高低、风险发生的条件。

（3）风险评价　风险评价指评估风险对重组流程的各个组合模块在实施时的影响程度、风险的价值等。

为了对药房流程重组的各模块组合进行有效的风险评估，我们可以对拟组合的新模块进行失效模型和效应分析（FMEA），从而排除风险，确保流程重组安全、有效。

通过对新流程的各个环节、各个模块进行分析，得出系统中每一个模块所有可能产生的故障模式及其对系统造成的所有可能影响，并按每一个故障模式的严重程度、检测难易程度以及发生频率予以分类评估，在新流程实施前可以充分认识到可能的各个方面对新流程的影响因素，以及新流程对相关部门的影响，以期提前识别风险，并对风险进行有效控制，确保药房流程重组得到有效实施。

因此，医院必须在上级政策支持的前提下，结合药房的场地、空间和技术支持等实际情况，遵循以患者需求为导向，体现"以患者为中心"的服务宗旨，从整体观出发，发挥以人为本的团队优势，从经济性、可行性和效益性等维度进行全面的评价，从而使药房流程重组得到成功实施，最终达到进一步改善患者就医体验、确保患者用药安全的目标。

第六章 医院药房流程重组的创新

流程优化是无止境的,我们也无法创造一个完美无瑕的流程。而创新是无所不在的,如改变流程结构、设计,或选择再造新流程、精简流程等。只要对患者有好处,对环境有好处,对医院建设和发展有好处,那么对流程重组的任何建议就都是优化和创新的元素。在医院药房流程重组中,创新是亘古不变的主题,要将其贯穿于设计、实施、改进、监测和评价等各个环节。

第一节 流程重组的发展趋势

一、经济全球化与流程重组的发展

经济全球化指世界经济活动超越国界,通过对外贸易、资本流动、技术转移、提供服务而形成相互依存、相互联系的全球范围内的有机经济整体。

从根源上来说,生产力和国际分工的高度发展促进了贸易自由化、生产国际化、金融科技及信息传播全球化的发展,并呈现出经济多元化的格局,这就是全球市场的发展背景和经济全球化的标志。在这样的经济发展大环境下,必然倒逼企业或单位进行管理创新,实施流程重组,以适应时代的发展需求,从而获得可持续发展的动力。

二、信息技术是流程重组的推动力

1. 信息技术影响世界

信息技术的不断革新促进了人们原有生活方式的改变,如在沟通交流方式的变迁中,从传统的固定电话沟通方式逐渐演变为手机、计算机、互联网,以及当前的可视化技术及智能手机衍生的多元化服务,我们能深刻体会到信息技术发展给人们的学习、工作、生活带来了多方位的便利,从中可以窥见信息技术对世界形态发展的影响。

流程重组的发展在很大程度上与信息技术的快速发展相关。信息技术的不断革新,使信息处理和通信方面的实际成本在过去20年大幅下降,一般人的思维甚至已赶不上信息技术的发展。计算机的更新升级给现代企业的流程重组创造了条件,特别是给现代医院管理模式带来了新的机遇和挑战。

现代医院管理信息化的过程就是利用信息技术实现医院经营管理活动网络化、自动化、数字化和智能化的过程。在现代医院管理信息化的过程中,必定伴随着组织架构的调整和流程的重新设计,医院管理信息化的实践过程本身就是组织管理变革与流程创新的过程。因此,信息技术的应用使医院流程重组取得成功成为可能,数据库、网络、通信技术可以突破传统分工的束缚,优化人力资源,提高工作效率;而流程重组反过来也促进医院管理信息化的不断深入,使信息化的潜力可以得到最大限度的发挥。

流程重组的深度决定了现代医院信息化赋予的医院绩效价值。自1990年迈克尔·哈默和詹姆斯·钱皮正式提出"业务流程重组"的概念和管理思想后,流程重组实践在美国、欧洲各国受到了热捧,并席卷全球。此外,信息化建设过程也离不开技术与服务业务流程的优化和重新设计。流程重组不是对现有组织体系的调整与补充,而是要进行脱胎换骨式的彻底改造,抛弃现有的业务流程和组织结构,以及所有的陈规陋习,把过去一切规定好的结构与过程都搁置一边,创造出全新的工作思路与方法,开辟崭新的发展路径。只有这样,信息技术才能充分发挥其强大的功能。可以肯定,没有信息技术,就没有流程重组的成功。因此,信息技术是现代医院流程重组的强大驱动力。

2. 信息技术影响医院

在现代医院管理中,电子邮件(E-mail)、短信、微信等通信手段逐渐代替了传统的交流方式,并广泛应用于医院与患者之间的医疗、保健和咨询沟通中。我们可以发现,信息技术正在一步步左右着医院的工作方式,当前大部分医疗机构的门诊收费、病历录入、医嘱提取、病案归档、远程医疗、部门沟通、文件传阅、多媒体教学等管理已基本实现计算机信息化。以信息网络系统为纽带已成为医院流程重组的主流,更是适应医疗市场和患者需求的必然选择。

在医院信息技术的应用中,通过分析医院服务流程的人流、物流、信息流和资金流可以发现,凡涉及计算机信息网络应用的部门、科室、人员及岗位都必须进行流程改进,而信息流的有效整合再造可以减少人流、物流和资金流的流量变化,提高为患者服务的效率和患者的满意度。例如,基于信息技术的"一卡通"(就医卡、保险卡以及其他健康消费卡)的使用,持卡人门诊就医的注册识别、分诊、挂号、取药、缴费等手续可以按照流程实现一次性完成,大大缩短了患者排队等候时间,较传统手工挂号、结算、缴费、取药效率明显得到提高。一卡通使用的前提是适应信息化的流程;门诊医生工作站使患者选择医生成为可能,而电子病历的应用则提高了医护人员的工作效率,加速了病历信息的应用和传递,减少了病案存放空间。信息系统可以使医护人员转录医嘱更快、更准确、更及时;检验部门的检查结果可在第一时间传输至患者所在科室;患者出院手续办理时间可以明显缩短;此外,利用信息技术还可以开展上网咨询和网上挂号、就诊预约、住院床位预约、药物咨询等业务。这些变化既是促成流程重组的原因,也是流程重组的结果。现代医院流程重组主要是围绕信息技术的应用展开的,信息技术在医疗系统中的应用日益广泛,较传统业务流程更方便、更快捷、更省时,患者满意度更高,也更适应当前医疗市场化的发展趋势。而近年来,随着自动取款机、自动取号机、自动取检验单据机等自动化设备的运用,也在一定程度上促使医院构建以医疗工作为中心流程的服务网络。

传统的医院流程分工过细、环节烦琐,排长队是大型公立医院就诊的常态。信息技术的应用不但大大减少了原有不必要的流程,缩短了等候时间,而且在一定程度上促使门诊、急诊、检验检查、住院、配药、康复等服务增值;当然,患者在享受信息技术带来方便的同时也会提出进一步重组服务流程的需求,从而不断优化就医体验。因此,信息技术是现代医院流程重组的强大驱动力。

三、流程重组是人文管理的体现

流程重组的人文管理主要体现在管理的人性化和组织的文化建设两个方面。

1. 流程重组的人性化管理

流程重组强调科学管理和人本管理。科学管理是建立在实事求是、以循证为导向、以结果为依据的完善规章制度保障的管理之上的,以确保工作的高效。人性化管理就是以人为本,尊重人的个性和特点。对管理者来说,不仅需要考虑工作流程,而且更要考虑人的因素。只有充分发挥人的潜能,流程才能发挥最大化的价值。在这里需要明确的是,员工的人性化管理和患者的人性化服务两者是同等重要的。

员工的人性化管理的本质就是尊重人的因素,根据人们的习惯、文化、知识、年龄、性别和经验等安排个人适合的工作岗位,组织技能培养,设计职业生涯规划,发挥员工各自的特长,使其愉快地为团队或患者利益服务,这也是人性化服务得以实施的"土壤"。人性化服务不仅要求医院尊重员工的人格尊严、劳动成果和价值,而且需要为员工创造良好的人际关系、工作环境、流程环境、文化环境,以及公平公正的制度与待遇,给员工以自豪感和成就感。当然,只强调员工的人性化流程环境,而没有患者的人性化服务措施,那么流程重组便是空谈。流程重组的终极目标应该是为患者的利益服务。例如,患者来医院就诊,他(她)怎样才能在有限的时间内完成挂号、诊断、检查、付费、取药等流程,如缩短各环节的等候时间,明确各种识别标志,使门(急)诊更顺畅、住院更温馨,使患者有一种幸福的就医体验感,而不是增加患者的痛苦感。

2. 流程重组的文化建设

流程的文化是医院文化的重要组成部分,是医疗技术、员工凝聚力、医院核心价值观和创新能力的有机统一,是表现为以患者为中心、以为患者提供满意服务为宗旨的文化。这种文化建设是医院流程重组的源动力,促进各部门、各项业务开展从松散状态达到持续改进的循环有序状态,具体表现如下。

(1)共同的价值观 流程重组将以技术为导向转化为以患者为导向,提升医疗服务质量,改善患者的就医体验。

(2)相同的愿景目标 医院一定要有管理者、员工共同追求的愿景目标,且大多体现"科技引领,患者至上"的目标。

(3)持续的创新 只有创新才能满足员工和患者的需求,只有创新才能保持医院流程文化的先进性和延续性。

(4)形成良好的习惯 文化是传承,文化是习惯,故习惯是流程文化的重要内涵。

(5)员工行为规范 员工自觉维护流程而制定的管理制度是流程文化的体现。

(6)相互学习的机会 流程的创新就是团队共同学习、共同成长的过程。

四、流程重组是现代医院发展的需求

现代医院的流程重组是以医疗市场为导向，以患者满意为目标，以竞争为前提，以节约资源和时间为出发点，重新审视工作程序的过程。在我国，医院流程重组大多是随着信息化的改造和管理进行的，信息技术应用越普及、越深入，业务流程改造或重组就越彻底。医院流程重组可以从患者门（急）诊就诊、缴费、检查、取药、住院治疗、康复等一系列活动为价值链的业务流程开始，通常涵盖现代医院行政、医疗、护理、药学、医技、后勤、科研和教学等各方面工作。通过精密筹划，可以创造一个令患者、员工和社会各界均满意的、高效的、科学的服务流程，保证医院日常工作的顺利开展，也是衡量一家医院现代化管理水平的重要标志。例如，门诊患者就诊流程重组需要重点解决的是"三长一短"（挂号时间长、排队时间长、就诊等候时间长和医生诊疗时间短）问题，而这也是评价流程绩效的主要参考指标。与信息技术有机结合可简化门诊就诊手续，同时可尝试开放一站式门诊服务，完善预约挂号、预约检查、预约体检、预约住院和远程医疗服务，以满足日益增长的患者健康需求，保持医院的可持续发展。

第二节　医院药房流程重组与PDCA循环

一、流程管理的PDCA循环

在生产管理（尤其是质量管理）领域广泛应用的PDCA循环同样适用于流程管理，尤其是在医疗服务质量的提升领域。而且，随着卫生事业的迅速发展以及人们对医疗服务评价标准的提高，PDCA循环将发挥越来越重要的作用。

PDCA循环即"戴明循环"，是美国质量管理专家戴明（W. Edwards Deming）博士用于阐明管理环节的一个科学理论。戴明博士认为，一切有过程的活动，都是由计划（plan, P）、实施（do, D）、确认（check, C）和处理（action, A）四个环节组成的管理周期的反复循环（见图6-1）。

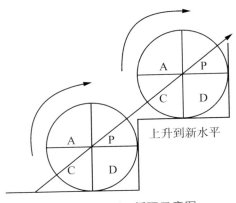

图6-1 PDCA循环示意图

流程管理的持续改善就似一个不断旋转的循环,是不断上升、不断向前发展的管理过程。PDCA环的主要工作步骤和代表的意义如下。

P(plan)——计划:确定目标,制订活动计划和标准,规划流程的组织结构。

D(do)——实施:即具体运作、执行计划中的内容,规范流程的有效运作和管控方式。

C(check)——确认:确认计划执行的效果,比较与目标的差距,找出存在的问题。

A(action)——处理:对总结、检查的结果进行处理,优化与重组流程。

PDCA循环作为推动工作、发现问题和解决问题的一个有效工具,在长期的工作实践中形成了一整套行之有效的应用方法,因此有人称其为质量管理的基本方法。PDCA循环是对持续改进、阶梯式上升工作的一种科学总结,在现场管理中得到了广泛应用,是管理工作不可缺少的工具及创造竞争优势的根本力量。PDCA循环的步骤和主要方法见表6-1。

表6-1 PDCA循环的步骤和主要方法

PDCA阶段	步　骤	主要方法
计划(plan)	1. 分析现状,找出问题;	排列图、直方图、控制图
	2. 分析各种影响因素或原因;	因果图
	3. 找出主要影响因素或原因;	排列图、关联图

续表

PDCA阶段	步　骤	主要方法
计划(plan)	4. 针对主要原因,制订措施、计划;	回答"5W1H": 　为什么制订该措施(Why)? 　达到什么目标(What)? 　在何处执行(Where)? 　由谁负责完成(Who)? 　在什么时间完成(When)? 　如何完成(How)?
实施(do)	5. 执行、实施计划;	质量管理控制与评价
确认(check)	6. 确认计划执行结果;	排列图、直方图、控制图
处理(action)	7. 总结成功经验,制定相应标准; 8. 将未解决或新出现的问题转入下一个PDCA循环	制定或修改工作规程,检查规程及其他有关规章制度

二、流程的持续优化

流程优化并不是一蹴而就的,不可能一次重组就能达到最优,而是一个通过不断地解决问题、改善标准来实现阶梯式上升的过程。

流程优化的持续、有效实施,需要建立相应的组织机构和运行机制。组织机构主要涉及流程优化管理部门和绩效评价小组,运行机制主要涉及竞争机制和文化机制。流程优化管理部门的工作主要包括流程重组的规划与实施、信息技术与业务的整合、参加提案的审议并提供改进意见、制订活动计划及预算的编制、组织员工的培训等。绩效评价小组的工作主要包括流程重组监测指标的评价;除经济效益和社会效益评价外,效益评价还包括人力资源绩效评估;满意度评价包括员工和方案实施后第三方(如顾客、患者等)的满意度的评价。竞争机制是流程重组、流程优化的催化剂,它是在长期的医疗服务过程中逐渐积累起来的知识、技能、文化、价值观,并与有限的资源相结合而形成的管理机制。良好的竞争机制可促进医院基础结构、人力资源与管理构架的有机整合,提高员工优化流程的积极性与创造力。文化机制决定着某个企业或单位的发展方向,是员工思想的表达,主要表现为员工的思想觉悟、问题意识、团队凝聚力、共同价值观和创新能力。

第三节　智慧药房构建

一、人工智能

人工智能(AI)是一门研究、开发用于模拟、延伸和扩展人的智能的理论、方法、技术及应用系统的新兴的技术科学。人工智能是计算机学科的一个分支,被认为是21世纪三大尖端技术(基因工程、纳米科学、人工智能)之一。人工智能的主要研究目标是使计算机模拟人的某些思维过程和智能行为(如学习、推理、思考、规划等),使计算机能够胜任一些通常需要人类智能才能完成的复杂工作。美国斯坦福大学人工智能研究中心的尼尔逊教授对人工智能做了如下定义:"人工智能是关于知识的学科——怎样表示知识以及怎样获得知识并使用知识的科学。"而美国麻省理工学院的温斯顿教授则认为:"人工智能就是研究如何使计算机去做过去只有人才能做的智能工作。"由此可知,人工智能是人类认识世界和改造世界过程中的一种分析问题与解决问题的综合能力。

从1956年正式提出"人工智能"概念至今,经过60多年的发展,人工智能学科已取得了长足的进步,成为一门广泛交叉的前沿科学。人工智能涉及的学科主要包括哲学和认知科学、数学、神经生理学、心理学、计算机科学、信息论、控制论、不定性论、仿生学、社会结构学与科学发展观等。此外,人工智能产品的发展也经历了从单一功能设备向通用设备、从单一场景到复杂场景、从简单行为到复杂行为的发展过程,且具有多种表现形式。人工智能经过信息的采集、处理和反馈三个核心环节,综合表现出智能感知、精确性计算和智能反馈控制,即感知、思考和行动三个层层递进的特征。①智能感知:智能的产生首先需要收集到足够多的结构化的数据去表述场景,因此智能感知是实现人工智能的第一步。②智能处理:产生智能的第二步是使计算机具备足够的计算能力来模拟人的某些思维过程和行为,以对收集到的数据信息进行分析并作出判断,即对感知的信息进行自我学习、信息检索、逻辑判断及决策,并产生相应的反应。③智能反馈:智能反馈控制将前期处理和判断的结果转译为肢体运动与媒介信息,并传输给人机交互界面或外部设备,从而实现人机、机物的信息交流和物理互动。

　　人工智能是一切技术革命之源,它的发展速度难以预料,以至于今天我们甚至无法想象它将以何种方式来呈现,就如在20世纪50年代初根本没有人预见计算机会如此广泛而深入地渗透到社会发展的每个层面,并发挥着不可替代的作用。同样,在医疗服务领域,如疾病诊断、影像检验数据分析、药物治疗方案制定等,人工智能软件可以在几秒内分析完成以往需要几周时间才能人工处理完成的数据量,这可以使医护人员有更多的时间从事思考性的工作。在不久的将来,人们可以创造出能够从事几乎任何工作的人工智能。

1. 人工智能与未来医疗

　　理想的医疗支付制度是一种能够使医者和患者的利益保持高度一致的制度:患者治疗疾病和保持健康的成本越低,医者获得的经济补偿就越高,这样医者、患者才能成为利益共同体。未来人们将会拥有全新的医疗保险制度,未来医疗也可能从现在"按码医疗"的报销方式逐渐向"没有疗效就不买单"的方式转型,而目前通用的"按服务付费"将会变为"按价值付费"。美国正在进行的医疗改革重点强调的一个方向就是基于医疗服务和产品为患者和社会创造的价值而不是使用量来付费。"按服务付费"的医疗支付制度易导致过度医疗,然而"按价值付费"的医疗支付制度虽然能够有效地减少过度医疗,但也并非完美无瑕。为了减少不合理或不必要的医疗费用,按价值付费的医疗支付制度往往伴随着更多的对检查、诊治等医疗服务的管控,这就需要建立科学的医疗质量管控体系,以提高医疗服务的信息透明度。而该体系的建立往往涉及大数据的分析、匹配、筛选等,需要借助人工智能来实现,并通过人工智能来提高运转效率,降低医疗风险及成本。

　　未来人们对医院的需求将会减少,而远程监控和视频会诊将在患者诊疗和护理中发挥巨大作用。家庭成为患者的智能医疗之家,卧室变成未来的病房,生物传感器可连续记录患者的生命体征及其他相关的生理指标;小型移动设备和智能手机的体检软件可以帮助患者与医生进行沟通以及扫描检查;智能药盒及其他工具可以监控患者接受治疗的依从性;个人紧急应答系统可以及时呼叫救护车;甚至地板也可以监控人的步态。任何数据发送、收集的时间和执行都必须在个体的控制下进行。对家庭进行长期远程医疗监控的传感器可将数据进行语义分析,挖掘其中的重要信息,同时采用可视化的方式提供给不同的主体,如个人或医生,并进行适当程度的提醒,智能家庭系统收集到的数据是精准的,但必须是隐蔽的,一般可进行个性化定制,而且需要硬件的支持。

当然,我们也可能需要重塑门诊医疗,医院不再设置病房,而是建立一种通过多学科团队协作来提供医疗服务的先进模式。如果这些需求被一一满足,那么智能医疗之家便可成为现实。患者只有在疾病急性发作时才会被送往重症病房或急诊室,由医生对其身体状况进行初步评估。同样,手术操作、医学影像和实验室设施在未来的医院仍会占据一席之地,但也可能仅此而已。除此之外,医院还有一个新的重大机遇,就是成为医疗数据信息资源的中心。

2. 人工智能与药学知识库的构建

知识表达与知识库构建是人工智能领域的重要命题之一。传统的药学知识库构建方式基本都是人工创建,效率较低。而在人工智能研究中,则可以根据网络、电子书籍和专业期刊中关于药品的相关信息来构建药品使用规则数据库、疾病诊断数据库、专家共识和临床指南数据库,从而实现对药品数据、疾病诊断数据、配伍禁忌数据、药物相互作用数据的综合判断。

目前,在药学知识库构建领域,对描述药品适应证等信息的自然语言处理流程的识别是工作的难点之一。人工智能的快速发展使自然语言的处理能力得到了极大提高,特别是分析临床诊断关键词与医学主题词(MeSH)的相似度计算方法,研究关键词之间影响和被影响的关联关系,准确定量计算关键词之间的耦合关联关系,利用递归式证据推理方法来实现关键词映射过程中的多属性非线性融合,通过构建语义库来达成对药品适应证信息的表达与推理等。

模态、形式多种多样的网络药品知识数据可以大致分为结构化、静态数据与非结构化、动态数据两种类型。对于结构化、静态数据,数据库构建的主要目的是将符号化表示的、不可计算的数据转化为可计算的数值表示形式,并通过推理的形式来补充数据集中不完备的部分;对于非结构化、动态数据,数据库构建的主要方向是建立数据库内的结构化信息,通过算法学习期望学习到数据之间的关联模式,并能从数据集中提取到重要的、有意义的信息。具体到实际工作流程中,对于结构化、静态数据,人们可以通过知识图谱嵌入来进行知识表达,通过关系预测来进行知识推理;对于非结构化、动态数据,人们可以通过连接网络来进行知识表达,通过跟踪连接路径来进行推理,从而完成将不可计算、不易理解的知识数据转化为可计算、可理解的知识的任务。

二、药房流程重组创新与智慧药房构建

在不久的将来,医疗行业将融入更多的人工智慧、传感技术等,使医疗服务走向真正意义上的智能化。而药事管理服务技术与模式的创新,也将为患者提供更多的增值服务。例如,智慧处方系统可自动分析药物的适宜性、配伍禁忌以及患者过敏史与用药史,还可对各级医生的权限实施控制,避免抗菌药物滥用等现象的发生,从而提高整个治疗过程的安全性。此外,该系统还可以显示药品的产地、批次等内容,记录并分析患者可能存在的处方变更等信息,为慢性病的治疗和保健提供参考。在人工智能技术的支持下,具有自动提示用药时间、服用禁忌、剩余药量等的智能服药系统也将逐步出现。在药品监管方面,人工智能可以从入库、每个医生工作站的使用、库存量、有效期等环节入手,全程跟踪每一种药品,使限制大处方、滥检查的实时监控成为现实。

从技术角度分析,智慧药房的概念框架包括基础环境、基础数据库群、软件基础平台及数据交换平台、综合运用及其服务体系、保障体系五个方面。①基础环境:通过建设公共卫生专网,实现与政府信息网的互联互通;建立必要的公共设施以及自动查询系统和自助管理系统。②基础数据库群:包括药品目录数据库、居民健康档案数据库、PACS影像数据库、LIS检验数据库、医疗人员数据库、医疗设备数据库,使这六大卫生领域的基础数据库得到共享。③软件基础平台及数据交换平台:提供不同层面的药学服务,如提供虚拟优化服务器、网络资源等,满足平台服务功能,如应用、流程管理、信息服务等。④综合应用及其服务体系:包括智慧发药系统、处方审核系统和健康宣教系统三大类综合应用系统。⑤保障体系:包括安全保障体系、标准规范体系和管理保障体系三个体系,从技术安全、运行安全和管理安全三个方面构建安全防范体系,保证基础平台及各个应用系统的有效运行。

结合现阶段医院及社会药房的功能设计,通过流程重组,我们可将智慧药房的构建分为以下几种模式。

(1) 自动化药房 药房自动化主要依托机械自动化以及与计算机信息技术相结合来实现(见图6-2)。医院可以根据自身情况,选择性地利用流程模块进行重组,如将智能排号系统、HIS信号接收匹配系统、智能传输系统、发药系统、缓存提示系统、发药核对系统、用药交代系统、处方审核系统和管理控制系统等

进行有机组合,从而实现对药房传统工作流程的优化升级,进而实现安全、高效、便捷的药房管理和药学服务。

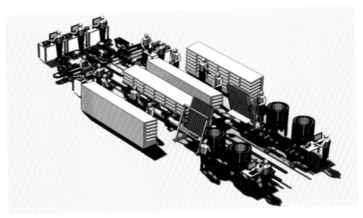

图6-2 自动化药房示意图

（2）智能药库 智能药库按新版《药品经营质量管理规范》要求进行标准化设计。依据药品性能和管理要求,智能药库设置有不同的功能性区域,以保证各类药品的存储安全和合适的存储环境。此外,智能药库在药品管理的各个环节,如药品验收、入库、审核、出库和采购管理、盘点管理、有效期管理、冷链管理、信息维护、报表制作等方面实现了计算机信息技术与移动互助式的终端处理。另外,智能药库使用智能药筐或条码技术配合电子货架实现了货位管理的智能化。

（3）信息化PIVAS 信息化PIVAS可以高效、准确地完成日常排药、化药、复核、发药、传送和补药等各个环节。信息化PIVAS采用现代化物流轨道传输,将调配的各个流程有机地连接起来,可以节省人力投入,减少交叉传递带来的污染,同时结合RFID智能信息系统,引导轨道物流传送,使系统自动识别并记录不同医嘱药品入仓、出仓时间与状态。全程视频记录和影像监控系统可以详细记录专业净化区域的配制工作。同时,信息化PIVAS可配备智能排药系统,根据HIS接收到的医嘱信息,将储药槽直接转运到药师操作平台,并自动记录处方、有效期、批号等相关信息,极大地提高了药品传送环节的速度和安全性。RFID智能信息系统采用无源的射频标签作为药品的标志,并且射频标签能对应绑定医嘱信息,自动采集样品位置信息,从而实现药品配制过程中每一个环节的追踪追溯功能。

如图6-3所示为药房/PIVAS的智能化以及未来药房流程重组创新模式。

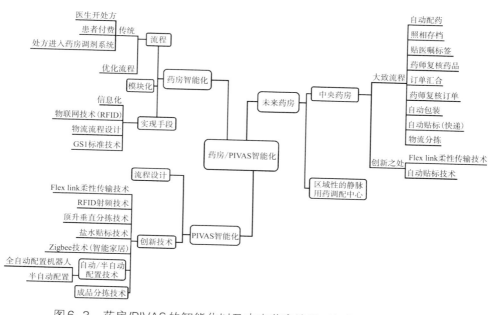

图6-3　药房/PIVAS的智能化以及未来药房流程重组创新模式示意图

（4）智能冷链管理　系统功能主要体现在冷链闭环、无缝衔接、实时监测、超限报警、数据导出、统计分析等，可实现24小时全天候实时监控及预警与历史数据全程追溯。

（5）药品供应链智慧管理　药品供应链创新管理以信息网络技术为支撑，建立医院药品供应链管理平台，医院药房引入社会化、专业化管理，从而实现药品采购、供应、使用全程信息公开和全程监管以及医院药品库存最小化，降低了药品管理成本和库存成本。例如，SPD管理。SPD为供应（supply）、加工（processing）、配送（distribution）三个单词的英文首字母缩写。SPD管理，即通过信息系统的建设，医院库房的改造，自动化设备的运用，条码、RFID等物联网先进技术的使用，医院工作流程的改造等来打造医院院内物流的创新业务模式。

SPD是20世纪六七十年代由美国戈登·福利森医生提出的"采购和消毒再利用等医院内物流的管理供应一体化"构想。80年代末，日本根据自己的实际情况，在对欧美SPD进行改进的基础上将其运用于医疗现场，且在优化服务质量、提高医院运营效率等方面取得了显著的成效。SPD模式的实施可分为平台建设、药库管理、药房管理及用后结算四大部分。目前,上药集团SPD团队通过对每家医院进行个性化设计,为客户提供B2B平台和SPD系统,优化供应链全程信息化管理,实现了药品和耗材物流、信息流、资金流的重塑(见图4-6)。

(6) DTP(direct to patient)药房管理 DTP,即制药企业将产品直接授权给药店,患者在医院取到处方后就可以在药店购买药品并获得专业的用药指导。

相比传统社会药店大而全的OTC药品销售,DTP药房能够提供更具"技术含量"的专业药事服务,如治疗疑难杂症、慢性病、特殊病,指导静脉滴注或注射,或者副作用大而需要特别指导的用药,医疗管理,用药跟踪以及剂量调整控制等。

DTP在药品供应链的各个环节都能创造价值。对患者来说,可以获得相对低廉的药品、及时便捷的购买条件以及完善的后续服务;对医院来说,可以降低药占比,提高用药依从性;对企业而言,可以及时获得患者的用药信息反馈,以便进行后续教育。DTP药房比OTC药品销售有更高的利润率,使得连锁药店摆脱了"搬运工"的角色,并投入到附加值更高的药学服务工作中。

DTP模式创新性地引入技术含量更高的专业药事服务,将单纯售药、简单咨询的药店变成了半专业的医疗服务机构,其服务具有专业性强、不可替代、易于获得、利润率高等优点,无论是慢性病管理,还是患者教育,DTP模式都具有极大的潜力。如图6-4所示为DTP药房管理模式。

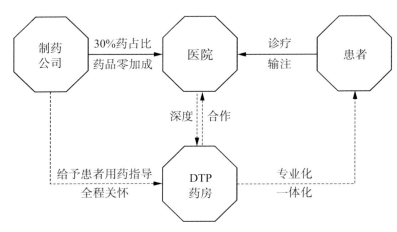

图6-4 DTP药房管理模式示意图

第四节　互联网＋药房

互联网＋药房是一种将互联网技术和医院药事活动相结合，基于互联网的药学服务新模式。与传统药房相比，互联网＋药房具有独特的优势，它可以克服医院空间狭小、药房面积受限而导致患者等待取药时间长等问题；同时，它也在逐渐改变医院药学的运作方式。

一、互联网＋药房的业务流程

医院可以建立基于互联网＋药房的业务模式（见图6－5），就是在互联网的基础上，将医生处方信息通过药师工作站审核后由调剂药师完成药品调配，并通过现代物流手段传送到患者手上。该模式进一步简化了医院取药流程，通过在线服务模式缩短了患者的取药时间，扩展了药学服务的内涵，并实现了远程医嘱审核、药学服务等服务内容。当然，互联网＋药房的核心仍是合理用药。

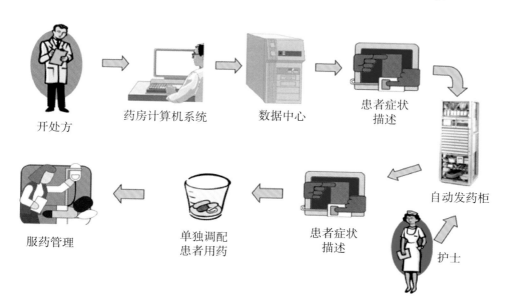

图6－5　互联网＋药房业务流程示意图

二、远程处方/医嘱审核

目前,大多数医院已使用电子处方/医嘱系统,这为构建合理用药的信息化管理体系奠定了基础。互联网＋药房的处方/医嘱审核是借助信息技术来开展远程处方/医嘱审核的。

远程处方/医嘱处理的流程一般为:医生开具电子处方/医嘱→审方药师审方→药师调剂发药→处方/医嘱点评。全处方/医嘱审核系统应在流程的各个环节给予合理用药的信息支持。全处方/医嘱审核系统使用的合理用药信息化软件应对处方/医嘱中的过敏史、给药时机、给药途径、给药剂量、给药频率、注射剂型溶媒选用、配伍禁忌、相互作用及禁忌证、重复用药、特殊人群(老人、儿童、妊娠及哺乳妇女、肝肾功能不良患者)用药、适应证等进行审查,及时发现用药问题;并能嵌入审方药师工作站、发药药师工作站等互联网＋药房系统,为管理者提供合理用药处方/医嘱点评的平台,从而在处方/医嘱审核流程的各个环节实现合理用药管理以及处方/医嘱事前预警、事中控制、事后分析,使合理用药管理工作进入PDCA循环,显著提高合理用药水平。

审方药师的工作平台可只显示合理用药软件判断的不合理处方/医嘱,或对不合理处方/医嘱发出提醒和警示,以尽可能减少药师的工作量,提高审核的质量和效率;同时,通过连接医院短信平台,使医生能够及时获知处方/医嘱中出现的错误并进行修改,充分发挥审方药师的作用。通过这一环节的管理,可以减少互联网＋药房不合理处方/医嘱的发生。

三、互联网＋药品配送

药物作为一种特殊的商品,从研发注册到生产流通,再到临床使用,每一个环节都备受关注。随着云计算、大数据处理等新兴技术的涌现,医疗＋互联网正在悄然改变行业生态,网络门诊、视频会诊、线上药房等在线诊疗的全流程已经可以实现闭环。互联网背景下的药品配送是互联网＋药房的一项重要功能,云数据对药品流(供应链)、信息流、服务流的流程节点数据进行分析、预测、智能推送等,有助于构建面向物流服务全生命周期的服务质量(QoS)的全程监控与管理(见图6-6)。

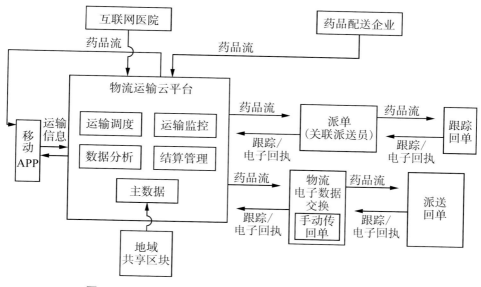

图6-6　互联网＋药品物流运输云平台配送关联示意图

四、条码智能管理

医院积极引进基于二维条码的药品调剂处理系统,目的是提高药品调配的安全性和可追溯性。随着物联网的飞速发展,在整个处方流转环节建立互联互通网络,通过便携的移动终端(如手机和平板电脑),使医生、护士、药师和患者可以随时了解处方信息的状况,并下达相应的指令。

在SPD整个供应链过程中,从供应商→配送→入库→存储管理→出库,各个环节均采用PDA扫码,信息自动导入系统(见图6-7)。条码技术的应用,可以保证药品使用全过程的可追溯性和透明化,保障患者用药安全,同时整个环节达到无纸化管理水准。

安全、高效和智能是未来互联网＋药房发展的一种趋势。未来互联网＋药房的构建必然以患者为中心,以患者满意为目标,以流程导向为方法,不断推出人性化的服务举措,同时改变传统的工作模式,朝着信息化、数字化和智能化的目标努力,并引进一流的设施设备,不断改善药房条件,为广大患者提供全方位、全过程、高品质和可视化的药学服务,尽可能地满足社会和患者的需要,营造和谐、温馨和舒适的就医环境。

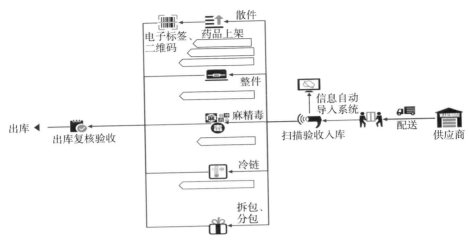

图6-7 药品供应链条码技术应用示意图

第七章 案例:重组出院带药流程 助推一站式出院服务

随着医疗卫生事业和医院信息化的发展,业务流程重组这一企业管理的重要理念正逐步被医院管理者引用,并在医院的现代化管理和服务改善中发挥越来越重要的作用。为体现"以患者为中心"的服务理念,努力提供更加优质和高效的医疗服务,某医院针对患者出入院流程不断进行优化和创新,着力构建"细致、精致、极致"的医院患者文化。出院带药是出院服务的最后一环,也是医院药学服务的重要组成部分。2016年4月,通过药学部、护理部等多部门的共同协作,该医院成功实施出院带药流程重组,构建了基于一站式服务理念的出院带药新流程,大大提高了患者和医务人员的满意度。

一、原始发药模式和前期数据调研

目前,我国医疗机构的出院带药发放有两种基本模式:①药房调剂好药品后送到病区,然后由病区护士逐个分发给患者;②患者出院结账后再到药房窗口取药。目前存在以上两种带药模式局部优化的探索,但未发现有新的出院带药流程重组的报道。

(一)医院原始发药模式

出院带药原有流程可以简单概括为"人等药"模式(见图7-1)。

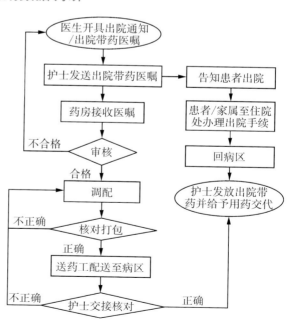

图7-1 某医院出院带药原有流程示意图

（二）前期数据调研

1. 调研对象

在出院带药流程重组前,药学部对临床医务人员进行了满意度调研,调查对象为护理部责任护士及工作年限在3年以上并参加过办公班的护士,样本量为295份。采用的调查方式为某医院企业号微信调查,调查时间为15天(截止日期2016年4月8日)。

（1）参与调查人员的班次及占比统计(见表7-1)

表7-1　参与调查人员的班次及占比统计

班　　次	所占比例
责任班	63%
办公班	33%
其他	4%

（2）参与调查人员的工作年资及占比统计(见表7-2)

表7-2　参与调查人员的工作年资及占比统计

工作年资	所占比例
0～5年	41%
6～10年	24%
11～15年	16%
16～30年	19%

（3）参与调查人员的职称及占比统计(见表7-3)

表7-3　参与调查人员的职称及占比统计

职　　称	所占比例
主管护师	38%
护师	52%
护士	10%

2. 护理人员和患者的满意度数据统计

（1）您认为患者对目前出院带药的流程是否满意?(统计结果见图7-2)

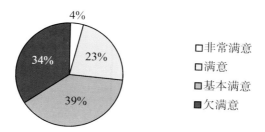

图7-2 出院带药患者满意度统计结果

（2）如果您是患者,您认为出院带药的哪些环节还有待改善?（统计结果见图7-3）

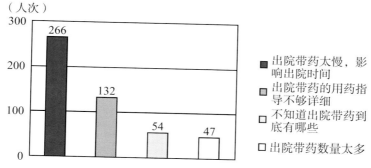

图7-3 出院带药有待改善环节统计结果

（3）作为目前出院带药的最终给予者,您认为目前出院带药流程是否合理?（统计结果见图7-4）

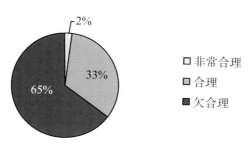

图7-4 出院带药流程合理情况统计结果

155

（4）您认为目前出院带药流程主要存在哪些问题?(统计结果见图7-5)

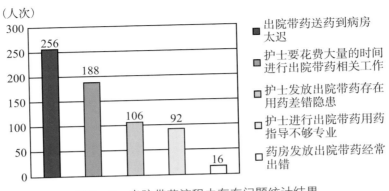

图7-5　出院带药流程中存在问题统计结果

（5）您认为出院带药送药偏迟的原因可能有哪些?(统计结果见图7-6)

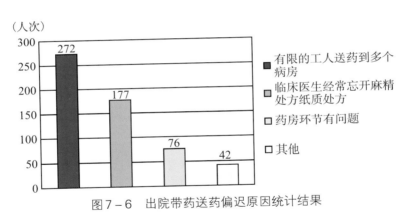

图7-6　出院带药送药偏迟原因统计结果

（6）药房每月发错给您病区的出院带药的次数有几次?(统计结果见图7-7)

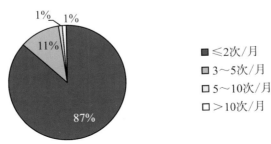

图7-7　药房出院带药发错次数统计结果

（7）您病区每天就出院带药与药房沟通的电话次数是多少?(统计结果见图7－8)

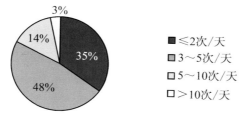

图7－8　病区每天与药房电话沟通次数统计结果

（8）您认为护士发放出院带药主要存在哪些用药交代差错?(统计结果见图7－9)

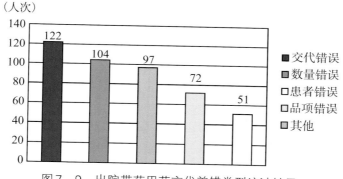

图7－9　出院带药用药交代差错类型统计结果

（9）您估计护士漏发或患者漏取出院带药的频次是多少?(统计结果见图7－10)

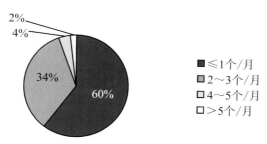

图7－10　护士漏发或患者漏取出院带药频次统计结果

（10）您认为理想的出院带药发放流程应该是怎样的?(统计结果见图7-11)

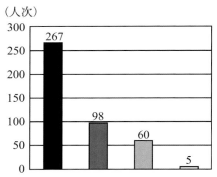

图7-11 理想的出院带药发放流程统计结果

（11）您认为护士进行出院用药指导主要存在哪些问题?(统计结果见图7-12)

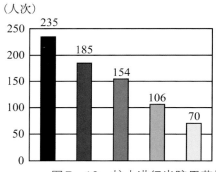

图7-12 护士进行出院用药指导存在问题统计结果

（12）护士目前需要花多少时间在单个患者出院带药的发放和用药交代上?(统计结果见图7-13)

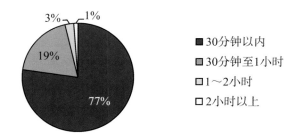

图7-13 单个患者出院带药发放和用药交代时间统计结果

（13）您认为以下哪些方法可以帮助提高出院带药的用药交代效果？（统计结果见图7－14）

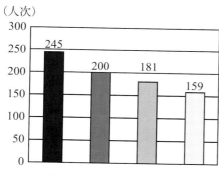

图7－14　提高出院带药用药交代效果方法统计结果

（三）出院带药原有流程中存在的问题

医院原有出院带药流程是目前三甲医院普遍采用的调剂模式，主要受限于场地范围、药师配备和信息化程度等。原有流程实际上是财务结账流、药品流、用药信息流"三流时空分离"，即患者到出院结账窗口进行出院结账，出院带药从住院药房送到病区再分发到患者，护士对患者进行分散式用药信息交代。这几个环节是相互独立的，协同性差，紧密度不高，导致经常出现患者出院结账手续已办理完毕但还需"人等药"，难以快速出院的情况，大大降低了床位的使用率。同时，护士需要花费较多的时间和精力与送药工人及患者多次核对药品，而不同资质的护士体现出不同的患者用药指导专业素质，会直接影响患者的用药安全。

二、提出课题

（一）设计思路

出院带药流程重组主要是改变原有流程中的不合理环节和过程，使之成为医院管理的新亮点，从而改善医院的服务质量和社会形象，切合"患者满意、员工满意"的医院文化理念。

• 患者满意：构建高效的出院带药流程，缩短患者办理出院的时间；提供优质的药师用药指导服务，使者院外用药更准确、更安全。

• 员工满意：重组工作流程，提供药学服务新的契机，强化药师的作用，提升药师的地位；解放护士回归临床护理，减轻其负担，提高护理质量。

（二）尚需解决的问题

表7-4中罗列了部分尚需解决的问题。

表7-4　尚需解决的问题

序号	要素	亮点	难点
1	窗口的设置	一站式的区域规划	（1）200～300份打包的药品如何暂存?是否影响窗口美观度?有限的空间里是否有足够货位摆放? （2）窗口药师的形象
2	窗口的效率	智能化的系统设计	（1）8:00—9:30和10:30—13:00高峰时段,如何准确地找到匹配药品,从而有效地缩减患者的等候时间? （2）医院每天有带药的出院患者200人左右,如何避免漏取药物
3	窗口的服务	专业的药师指导	（1）缴费取药者中有90%以上非患者本人,甚至非最亲密的亲属,用药信息二次传递,如何实现患者用药信息的有效传递?(原模式下护士有足够的时间在床前进行带药指导,二次传递用药信息较少) （2）在高峰时段,1分钟左右一个患者,如何进行有效的宣教
4	窗口的管理	有管理的成果	与全国文明医院创建、等级医院复评、窗口服务改善活动等相结合

三、流程重组小组人员概况

出院带药流程重组小组人员概况见表7-5。

表7-5　出院带药流程重组小组人员概况

小组名称	出院带药流程重组小组						
课题名称	重组出院带药流程　助推一站式出院服务						
组长	张××	性别	男	年龄	38岁	文化程度	硕士
职务	主任	活动日期		2016.2—2016.4			
小组成员介绍							
部门	姓名	性别	年龄	文化程度	职称	主要负责工作	
临床药学室	杨××	女	38岁	硕士	副主任药师	方案设计与实施	
	邵××	女	34岁	硕士	主管药师	方案设计与实施	
	郑××	女	34岁	硕士	主管药师	药品信息采集和维护	

续表

临床药学室	毛××	女	39岁	硕士	主管药师	药品信息采集和维护
	胡××	女	33岁	硕士	主管药师	药品信息采集和维护
	严××	女	31岁	硕士	主管药师	药品信息采集和维护
病区药房	沈××	女	41岁	本科	主管药师	药品区域和货架设计
信息中心	张××	男	41岁	本科	工程师	软件嵌入和优化
	张××	男	26岁	大专	工程师	软件嵌入和优化

四、活动进度

活动进度见表7-6。

表7-6　活动进度表

项　目	项目描述	2016年2月				2016年3月					2016年4月				负责人部门
		1	2	3	4	1	2	3	4	5	1	2	3	4	
现状把握	流程改造前医患满意度调查	…	…	…											药学部、护理部
硬件设施	位置的选择:在出院收费处原有格局下进行小变动,做适当隔墙,以达到药房和收费处独立设置的目的					…									药学部、总务科
	设计药柜、发药桌前台等相关硬件						…								药学部、总务科
	计算机、打印机、候药屏等的选购							…							药学部、总务科
软件设施	信息系统: (1) 窗口HIS嵌入新的药品发放系统,并与病区药房原有的发药系统进行整合接入,以达到调剂、配送、接收、发药一体化流程; (2) 溯源追踪药品状态和工作量统计功能; (3) 嵌入病历系统,便于药师审核							…	…						药学部、信息科

续表

项　目	项目描述	2016年2月				2016年3月					2016年4月				负责人部门
		1	2	3	4	1	2	3	4	5	1	2	3	4	
软件设施	药品发放模式： （1）窗口发药时能快速定位提示患者药品的功能，提高工作效率，缩减患者等候时间； （2）能自动打印用药指导单														药学部、信息科
	用药指导数据库的建立和维护					…	…	…							药学部
	设计出院带药用药指导单格式							…							药学部
	流程、职责、制度的制定						…	…	…	…					药学部
	人员配置与培训										…	…			药学部
运行	布置落实药房硬件设施、信息系统调试											…			药学部、信息科
	出院带药窗口试运行												…	…	

五、根据既定目标，提出方案并确定最佳方案

（一）药房位置和布局的规划

1. 发药窗口位置选择

发药窗口位置选择见图7-15和表7-7。

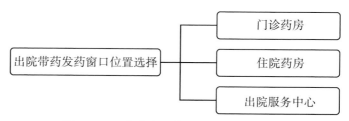

图7-15　发药窗口位置选择分解示意图

表7-7 发药窗口位置选择

方案选择 项　目	门诊药房	住院药房	出院服务中心
取药的方便性	位于门诊2楼,距离住院大楼200米	位于行政楼裙楼,地方隐蔽,距离住院大楼300米	收费处旁7、8窗口,可以随结随取,一体化流程方便性佳
药房格局调整程度	可利用原有窗口和设施条件	需做大的格局变动,重新设立窗口	尽量保持原有装修风格,可在原有基础上做小的格局调整
综合评价	主要从方便性和可操作性两个方面进行评价,着重考虑患者取药的方便性以及流0程的一体化设计。		
结论	不采用	不采用	采用

2. 出院带药窗口布局

出院服务中心出院带药窗口布局见图7-16。

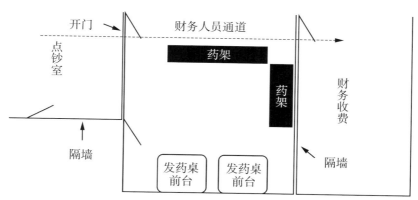

图7-16 出院服务中心出院带药窗口布局示意图

(二)硬件设计方案

1. 储存药柜选择

出院带药窗口不同药品暂存方式比较分析见表7-8。

表7-8   出院带药窗口不同药品暂存方式对窗口形象和发药效率影响的比较

暂存方式 项目	普通货架	智能货架	智能药筐
图片			
施工周期	1周左右	如需要定做架子,则时间周期大于1个月	1周左右
场地和美观度	(1) 按病区划分区域,架子利用率不高,必须有30多个病房的架子; (2) 场地面积大,50m²左右; (3) 药品叠放影响美观度和寻药速度	(1) 一个货架只能放24筐药品,至少需要5组架子; (2) 场地面积较大,30m²左右; (3) 药品叠放影响美观度	(1) 一个货架可以堆放50筐药品,只需要2个货架; (2) 每层货架可以叠放3个药筐,有效节省了空间; (3) 药筐叠放美观度相对较好
寻药的速度和准确度	(1) 无法定位,人工找寻,平均3分钟一个患者; (2) 准确率低(94.6%),易出错	(1) 药品智能定位,便于寻药,平均20秒一个患者; (2) 支持多筐亮灯; (3) 准确率高(100%)	(1) 智能发光药筐技术,可以快速定位药品,平均10秒一个患者; (2) 支持多筐亮灯; (3) 特殊标志药物(如冷藏、精麻等药物)有特殊亮红灯提醒; (4) 准确率高(100%)
价格	便宜	每组约3万元,5组约15万元	与智能货架价格类似
综合评价	着重考虑场地、价格、施工周期、药师寻药的速度和准确度等方面。		
结论	不采用	不采用	采用

2. 候药屏选择

出院带药窗口候药屏选择比较见表7-9。

表7－9　出院带药窗口候药屏方案选择比较

项　目　　方案选择	LED屏	电视屏
可靠性	需要信息科修改软件程序,费时1周左右	需要信息科修改软件程序,费时1周左右,安装需要2天
美观度	原窗口已有两个显示屏,并且与旁边收费处的显示屏一致,整体美观度佳	比旁边收费处的显示屏大1.5倍,整体美观度差
分辨率	单个LED屏能显示8名患者姓名,分辨率差	单个电视屏能显示16名患者姓名,分辨率高
费　用	3000元左右	10000元左右
综合评价	着重考虑施工周期、美观度和费用等方面,发现可利用原LED屏,既省时省钱,又不影响美观度。	
结　论	采用	不采用

（三）药学服务方案

1. 发药人员配置

发药人员配置见图7－17和表7－10。

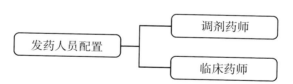

图7－17　发药人员配置分解示意图

表7－10　发药人员配置

项　目　　方案选择	调剂药师	临床药师
固定性	人数众多,排班相对不固定,不符合财务科要求人员统一的要求	10个人,可以按月排班,人员相对固定
专业能力	对患者的教育能力和药学专业知识要求相对较低	临床有患者教育经验,患教能力强,药学专业知识全面
科研能力	已具备基本的科研思维,但科研能力相对较弱	可以介入慢性病管理、药物安全性随访等科研项目
综合评价	从人员的固定性、专业能力和科研能力等方面进行综合评定,临床药师相对调剂药师更具优越性,更能胜任出院带药窗口服务。	
结　论	不采用	采用

2. 用药指导单方案

用药指导单方案选择比较见表7-11。

表7-11 用药指导单方案选择比较

方案选择项 目	口服标签	用药指导单1	用药指导单2
图片			
方便度	在核对时需要贴上标签;改变药品原有包装,不利于识别;患者在服用时易掌握服用信息	发药时计算机自动打印;患者在服用时可掌握服用信息	发药时计算机自动打印;患者在服用时对照单剂量药品图片掌握服药信息
专业度	显示患者基本信息、药品名称和用法用量	显示患者基本信息、药品名称、用法用量、重要注意事项、咨询电话等	除用药指导单1的信息外,还有单剂量药片的图片信息,便于患者拆除外包装后识别药品
费用	0.1元/张	0.1元/张	彩色打印,1元/张
综合评价	从核对的需求、方便度和专业度等方面考虑,既要使患者清晰地了解服用方法,同时也不能遗漏重要的药品信息,保证用药安全。		
结论	采用	不采用	不采用

六、一站式出院带药服务模式的实施

2016年4月,医院从场地、信息和人员三个方面入手,通过多部门协作,成功完成一站式出院带药服务的流程重组。新流程集患者出院缴费、出院带药领取、接受用药交代、寻求用药咨询等多种需求于一体,整合优化了传统调剂药师、临床药师和护理人员的专业职能,提升了医改形式下药师的作用和地位。

新的出院带药流程实际上实现了财务结账流、药品流、用药信息流"三流时空合一",即患者在出院结账窗口办理完出院手续的同时即可在隔壁出院带药窗口取到出院带药,并接受临床药师专业、详细的用药交代,实现了传统出院带药流程中各独立环节的有机统一,真正做到"以人为本",完成了从以往"人等药"转变为如今"药等人"的模式转换(见图7-18)。

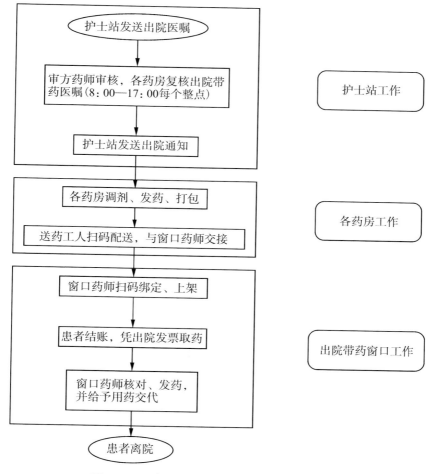

图7-18　流程重组后的出院带药流程示意图

（一）一站式的区域规划

考虑一站式流程设计,医院选择在出院收费结账处旁新增两个窗口作为出院带药发放窗口(见表7-12)。在新流程中,配送工人可将药品直接送至一楼,不仅节省了上下楼送药的时间,而且可以避免与护士交接核对时出现安全隐患。而患者随结随取、即时出院的一体化流程大大缩减了患者的等候时间。

167

表7－12　发药窗口选址和药柜布局

实施结果	（1）与出院收费结账处一体化区域设计(见下图)。
	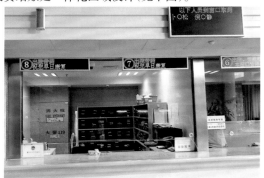
	发药窗口与出院收费结账处一体化区域设计示意图
	（2）药柜布局、办公区域整洁、美观(见下图)。
	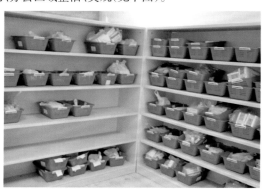
	药柜布局示意图
	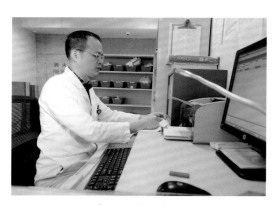
	办公区域示意图

(二)智能化的系统设计

1. HIS中独立的出院带药模块设计

HIS中独立的出院带药模块设计见表7-13。

表7-13 HIS中独立的出院带药模块设计

实施结果	(1)多药房集约式配送模块:如中药房、静脉用药调配中心、病区药房等凡有出院带药,都能集中配送到一站式出院带药窗口,杜绝了以往病房护士等候和接待多个药房出院带药配送的情况,显著提高了效率(见下图)。 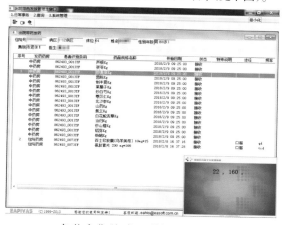 多药房集约式配送模块示意图 (2)漏取药品自动查询模块:每天17:00,计算机可以自动筛选出已结账未取和应结账未结账的药品,漏取药筐可统一亮灯,便于及时通知患者或通过邮寄的方式寄送药品,以保障每位患者均能取到药品(见下图)。 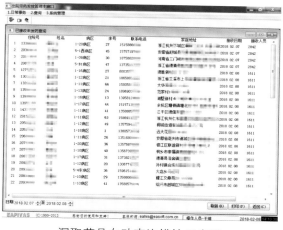 漏取药品自动查询模块示意图

续表

实施结果	（3）溯源追踪模块：在窗口发药界面可以追踪药品的复核、调剂、配送、接收等各个状态以及具体时间点、相关操作人员（见下图）。 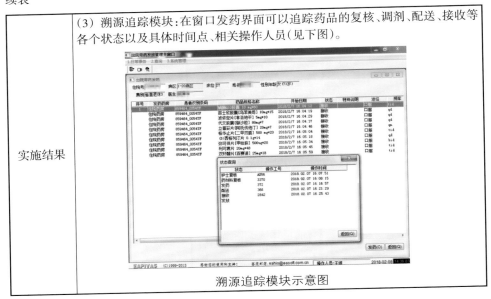 溯源追踪模块示意图

2. 出院带药温馨提示模块设计

出院带药温馨提示模块设计见表7－14。

表7－14　出院带药温馨提示模块设计

实施结果	（1）病房护士站系统在通知患者结账时，会提示该患者是否有带药以及取药的时间和地点（见下图）。 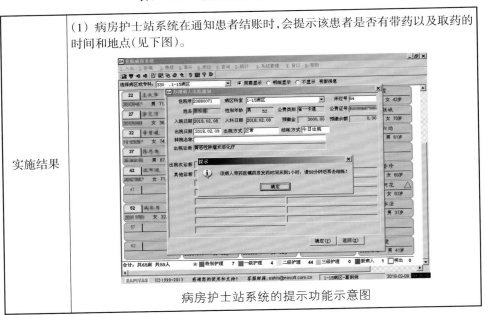 病房护士站系统的提示功能示意图

续表

实施结果	（2）在收费结账时,收费结账系统会再次提醒是否有带药以及取药的窗口号,以免患者漏取药品(见下图)。 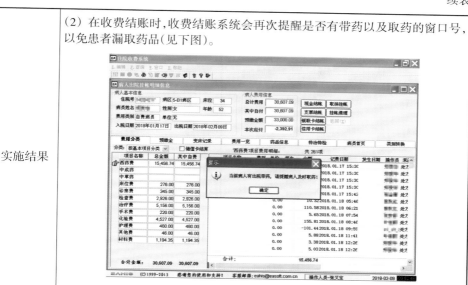 收费结账系统提醒功能示意图

3. 智能亮筐系统

智能亮筐系统见表7－15。

表7－15　智能亮筐系统

实施结果	（1）在扫码接收并绑定药筐后,药品可以随意上架,克服了智能药架亮灯货位有限的弊端(见下图)。 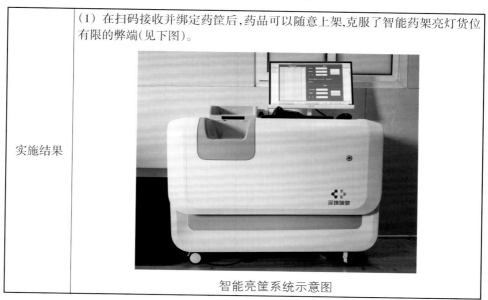 智能亮筐系统示意图

171

续表

实施结果	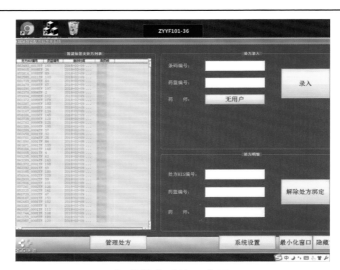 智能接收系统示意图 （2）发药时，输入患者结账发票上的住院号，在界面的右下角会出现相应的药筐编号，药架上的药筐会自动亮绿灯，平均取筐时间为10秒/筐，极大地节约了高峰期的找筐时间，并提高了准确率(见下图)。 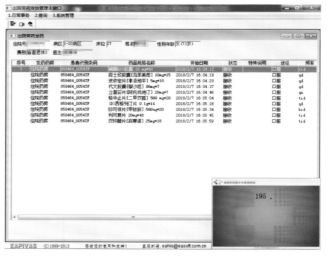 智能发药系统示意图

续表

| 实施结果 | 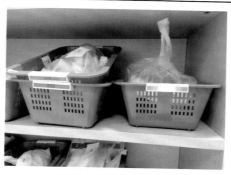
药筐自动亮灯示意图

（3）支持多筐亮灯,对新增补的出院带药会及时显示,以免漏发药品(见下图)。

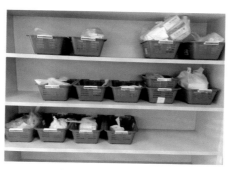
多个药筐亮灯示意图

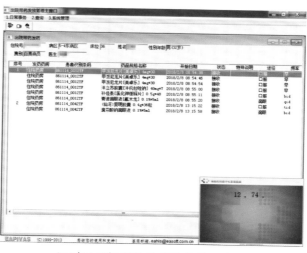
及时显示新增补的出院带药示意图 |

（三）专业化的药师指导

1. 临床药师主导制

临床药师主导制见表 7 - 16。

表 7 - 16　临床药师主导制

实施结果	窗口调剂药师全部由具有丰富的临床和患者教育经验的一线临床药师担任(见下图)。 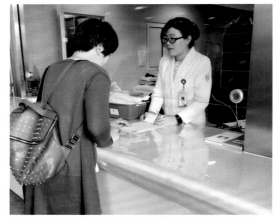 临床药师向患者做用药交代示意图

2. 建立基于患者健康素养的用药指导系统

建立基于患者健康素养的用药指导系统见表 7 - 17。

表 7 - 17　建立基于患者健康素养的用药指导系统

实施结果	（1）针对患者的用药指导建立一个强大的药品信息库(见下图)，并独立维护。 药品信息库示意图

续表

实施结果	（2）借助信息系统构建一份简单易懂但涵盖重要注意事项的基于患者健康素养的用药指导单（见下图），并在发放出院带药时，根据患者实际情况逐一详细地进行相关的用药教育。 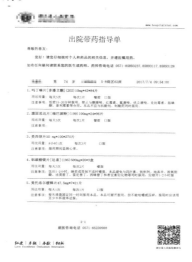 用药指导单示意图 （3）对特殊药物（如免疫抑制剂、华法林等）制定单独的用药指导单，包括用法用量、注意事项、保存条件、随访周期等，以关注用药风险和警示不良反应（见下图）。 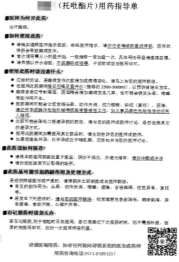 特殊药物的用药指导单示意图

3. 窗口服务规范标准操作规程制定

窗口服务规范标准操作规程制定见表7-18。

表7-18 窗口服务规范标准操作规程制定

实施结果	制定《药房窗口服务岗前培训、岗位考核、岗位调整管理措施》,窗口药师从礼仪着装、仪态举止到岗位流程均有标准化的操作规范(见下图)。 **门(急)诊药房窗口服务规范** 1. 仪表端庄:挂牌服务,正确着装,发不蔽目,指甲整洁,不穿拖鞋(洞洞鞋等须扣上);男士不留长发,不蓄须,穿有领服装和长裤;女士不穿低开领、超短裙,不染烫"怪异"发型。 2. 守时遵规:准时到岗(保证开窗时间),坚守岗位,不迟到早退。 3. 礼貌待人:目光交流,主动称呼,彬彬有礼,坐姿端正(避免跷二郎腿),手势文明。 4. 热情主动:精神饱满,严谨熟练,讲究效率,药患交流不影响正常工作。(草药窗口:在不影响其他取药患者的情况下,与老患友可以适当聊家常,拉近与患友之间的关系)。 5. 文明用语:参考用语规范,多用敬语(如您好,请……),不用忌语(如不知道,不可能,没办法……)。 6. 动作轻柔:药品、塑料袋等轻拿轻放,发票、就诊卡等递回患者手中(避免甩摔,手势标准)。 7. 关照特需:①特殊患者优先服务,如老、弱、残、孕、幼中有需要的患者;②急诊做好患者的安抚工作。 8. 首问负责:①真诚聆听,耐心解答,有问必答;②发现问题,及时上报,有效解决(尚未处理时,详细记录,反馈患者);③患者遗失物品,交X号窗口,统一处理。 9. 四查十对:严格执行,安全用药。 10. 专注指导:做好用药交代,提供24小时药物咨询服务。 11. 专注服务:工作区域不闲谈喧哗,窗口不玩手机,后台不浏览网页、不看图书报刊。 12. 环境整洁:窗口无杂物,药品按规定摆放(根据实际情况及时调整药品库位),地面无垃圾。 **门(急)诊药房窗口服务规范示意图** **窗口服务操作规范示意图**

4. 多元化的患者用药咨询

多元化的患者用药咨询见表7-19。

表7-19　多元化的患者用药咨询

实施结果	（1）面对面版:药师调剂时与患者进行面对面的用药指导信息传递(见下图)。 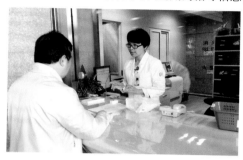 药师调剂时与患者面对面交流示意图 （2）微信版:只要患者关注用药指导单上的微信公众号,就可匹配患者的处方信息,实时微信推送(见下图)。  微信公众号示意图 （4）印刷版:患者可以通过用药标签和用药指导单,以及宣传册、板报、期刊、书籍等多种途径获取用药指导信息。 （5）电话版:用药指导单上附有咨询电话(见下图),全天候接受药物咨询。 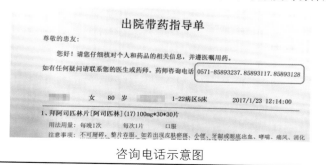 咨询电话示意图

续表

实施结果	（6）视频版：将吸入剂等特殊制剂的用药指导信息录制成视频，当患者使用教程时，可以通过二维码扫码进行播放、推送等（见下图）。 **药师在您身边之吸入装置教学** **您药物治疗的安全有效是我们关心的重点！** 亲爱的病友： 　　真诚地感谢您选择我们■■■人民医院进行诊疗。慢性阻塞性肺疾病（COPD）是一种重要的慢性呼吸系统疾病，患病人数多，病死率高。由于其缓慢进行性发展，严重影响患者的劳动能力和生活质量。COPD患者在急性发作过后，临床症状虽有所缓解，但其肺功能仍在继续恶化，并且由于自身防御和免疫功能的降低以及外界各种有害因素的影响，经常反复发作，而逐渐产生各种心肺并发症。 　　COPD的急性发作通常是可以预防的。除了戒烟、流感疫苗接种和肺炎球菌疫苗接种外**掌握药物吸入技术是非常关键的**。为此，我们将常用吸入装置教学视频的二维码公布如下，欢迎各位病友扫码学习。 　　同时，我们温馨的提醒您，为了药物治疗的安全性和有效性，请您在药物治疗期间积极配合我们，把您的感受、担忧及时告诉我们，我们将真诚为您服务。 　　祝您早日康复！ 　　　　　　　　　　　　　　　　　　　　　　　　　■■■人民医院药学部 ■■装置教学　　■■■装置教学　　■■■装置教学　　■■■■医院药学部公众号 扫二维码观看教学视频示意图

七、一站式出院带药服务的实施效果

1. 流程重组后医患满意度数据统计

（1）您认为患者对重组后的出院带药流程是否满意？（统计结果见图7-19）

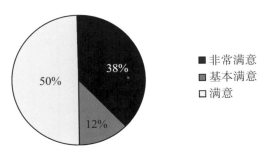

图7-19　患者对重组后的出院带药流程满意度统计结果

（2）您认为患者对重组后的出院带药流程的哪些环节比较满意?(统计结果见图7－20)

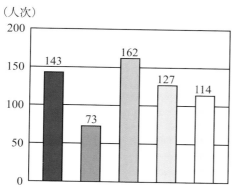

图7－20 患者对重组后的出院带药流程满意环节统计结果

（3）作为重组前出院带药的最终给予者,您对重组后的出院带药流程是否满意?(统计结果见图7－21)

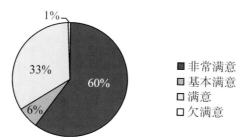

图7－21 对重组后的出院带药流程满意度统计结果

（4）您对重组后的出院带药流程的哪些环节比较满意?(统计结果见图7－22)

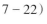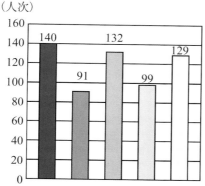

图7－22 护士对重组后的出院带药流程满意环节统计结果

（5）您认为理想的出院带药发放流程应该是怎样的?（统计结果见图7-23）

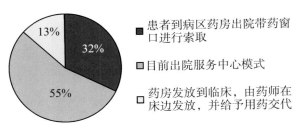

图7-23　理想的出院带药发放流程统计结果

（6）针对有出院带药的患者,重组后,从护士发送出院通知到患者出院,整个流程缩短了多少时间?（统计结果见图7-24）

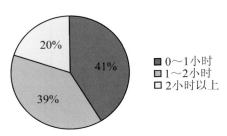

图7-24　重组后从护士发送出院通知到患者出院整个流程缩短时间统计结果

（7）与重组前相比,您病区每天就出院带药与药房沟通的电话次数是多少?（统计结果见图7-25）

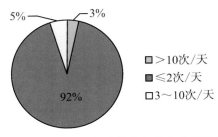

图7-25　重组后病区每天就出院带药与药房电话沟通次数统计结果

（8）重组后,您每个月因出院带药接到患者投诉的频次是多少?(统计结果见图7－26)

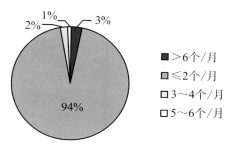

图7－26 重组后患者就出院带药投诉的频次统计结果

（9）重组后,患者漏取出院带药的频次是多少?(统计结果见图7－27)

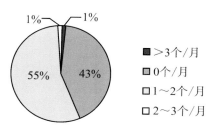

图7－27 重组后患者漏取出院带药的频次统计结果

（10）您认为目前药师给予的出院用药指导还有哪些地方可以改进?(统计结果见图7－28)

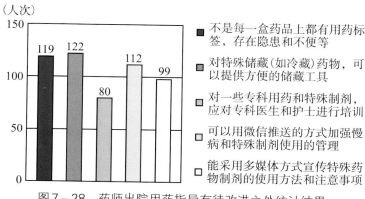

图7－28 药师出院用药指导有待改进之处统计结果

2. 服务改善效果

从2016年5月至2016年12月,窗口共发放出院带药49699份,32670人次;给予患者用药指导140人次/天,其中特殊药物用药指导2086次(主要包含免疫抑制剂、华法林、吸入制剂等);接受患者电话咨询800余次;接受国家级、省市级参观30余次。

整个出院带药流程体现了自动化、智能化、高效化的特点,有效地缩减了出院流程环节,缩短了患者的出院时间,减轻了医护人员的负担,极大地改善了医院的服务质量和社会形象。推广一站式服务,实现了"零等待""零漏取""全交代""全天候",为患者提供全程优质的服务,是一次成功的"大理念,小举措,大成效"的流程重组实践。

八、一站式出院带药服务的未来展望

后期医院将积极开展多途径、多形式的药学服务,将专业化的用药指导向院外延伸,提高患者用药的规范性和依从性,降低用药风险,建立用药指导的标准体系,从而开创药学服务的新模式。

九、结　语

一站式出院带药服务通过重组人员、信息、场地等小举措,体现了"最多跑一次"的大理念,达到了多方共赢的大实效,得到了业内的广泛认可,并为多家医院学习借鉴。

如何做好一站式服务,首先应以"顾客体验、顾客导向"为服务理念,然后需要有"主动、外延、开放、包容、整合、合作"的格局。一站式是传统流程再造的新拓展,是今后医疗服务质量持续改进的新思路,可以应用于各方各面,是解决患者"美好就医"、提升患者获得感的一条有效途径。

参考文献

［1］秦舒能.医改视角下公立医院医疗服务流程再造研究.上海:华东政法大学,2016.

［2］Chou Y C, Chen B Y, Tang Y Y, et al. Prescription-filling process reengineering of an outpatient pharmacy. J Med Syst,2012,36(2):893-902.

［3］曹雪莲.医院信息化与医院业务流程重组研究.武汉:华中科技大学,2006.

［4］王丽姿,刘子先,张建宁.基于BPR理论的医院工作流程再造.中华医院管理杂志,2006,22(3):204-207.

［5］刘运祥,李成修,林乐良,等.人性化服务流程在医院的应用与实践.中国医院.2006,10(9):10-12.

［6］胡飞虎,张涛,孙林岩.业务流程重组成功因素分析.工业工程,2000,3(3):10-13.

［7］郝瑞文,苗志敏,董鸣.我国医院流程管理现状分析.中国医院管理,2009,29(12):31-33.

［8］周毅,牛启润,熊志强.论医院业务流程重组及其方法.中国数字医学,2007,2(3):32-34.

［9］王婷.业务流程再造支撑体系及绩效评价研究.重庆:重庆大学,2007.

［10］Hammer M, Champy J. Reengineering the Corporations: A Manifest of or Business Revolution. London: Nicholas Brealey Publishing,1993.

［11］Ho S J, Chan L, Kidwell R E Jr. The implementation of business process reengineering in American and Canadian hospitals. Health Care Manage Rev,1999,24(2):19-31.

［12］李航,梁成年.作业流程重组在医院管理中的应用.中华医院管理杂志,2003,7(7):402.

［13］钦军,陆龙,董军,等.医院急诊流程重组应用研究.中国卫生质量管理,2004,10(11):1519.

［14］王璞. 流程再造. 北京：中信出版社，2005.

［15］陈春涛，卢祖洵. BPM 理论在医院数字化建设中的应用与思考. 现代医院，2008，8（10）：6-8.

［16］王晨琛，王一铮，赵磊，等. 北京地区医院门诊流程及预约现状研究. 中华医院管理杂志，2010，26（2）：96-98.

［17］Vos L，Chalmers S E，Dückersetal M L. Towards an organization-wide Process-oriented organization of care：A literature review. Implementation Science，2011，6：2-14.

［18］何媛，薛迪，王珏，等. 我国医院流程重组的应用研究进展. 医学与社会，2012，25（6）：49-51.

［19］埃里克·托普. 未来医疗：智能时代的个体医疗革命. 郑杰，译. 杭州：浙江人民出版社，2016.

附　录

GS1条码在医疗行业应用简介

　　药品、医疗器械等医疗卫生产品关系到人民的生命健康和安全,受到政府部门与广大群众的高度重视。遵照国家关于药品经营管理和医疗器械监督管理的法律法规要求,我国实施了医疗卫生产品分类管理、包装标识管理、医疗卫生保险制度以及"医药分家"等举措,医疗卫生产品的流通从"供应商→医院→消费者"这种单向、封闭的流通模式转为开放式的市场流通模式。在这种情况下,如何对药品、医疗器械等医疗卫生产品进行标识及信息的传递与共享,成为当今医疗卫生领域所关注的重要问题。

　　商品条码标准体系是由中国物品编码中心(GS1 China)依据国际物品编码协会(GS1)的通用技术规范,并结合我国国情编制的,适用于多领域、多环节的物品标识。该标准体系能满足我国药品、医疗器械等医疗卫生产品的经贸业务与供应链管理需求,可用于医疗卫生产品的追踪和溯源。目前,我国已有90%以上通过《药品生产质量管理规范》(GMP)认证的医药企业是中国商品条码系统成员,市场上超过80%的非处方药(OTC)印有商品条码。国际上,日本、德国、英国、法国、澳大利亚、土耳其等60多个国家也采用GS1系统对药品和医疗器械等医疗卫生产品进行标识管理。这些都为实现全球医疗卫生产品的追溯、供应链信息传输、信息统计与分析打下了坚实的基础。

　　GS1系统的主要特点:

　　· 开放性——GS1系统的标识代码是贸易过程中信息交换的通用语言和关键字,任意一个代码都能在全球供应链的开放系统中使用,不受国界、市场、行业及应用系统的限制,畅通无阻。

　　· 统一性——GS1系统采用全球统一的编码结构、数据载体和数据交换标准,可以实现数据共享。

　　· 可扩展性——GS1系统不仅提供了产品与服务的标识体系,而且可描述产品的附加信息,能够满足不断增长的客户需求,且编码标识方便、灵活。

商品条码是 GS1 系统的一个重要组成部分,主要用于零售商品、储运包装商品及物流单元的条码标识(见表1)。

表1　零售商品、储运包装商品及物流单元的条码标识比较

类　别	零售商品	储运包装商品	物流单元
商品包装形式示意			
商品流通方式	零售业中,根据预先定义的特征而进行定价、订购或交易结算的任意一项产品或服务	由一个或若干个零售商品组成的用于订货、批发、配送及仓储等活动的各种包装的商品	物流单元是为了便于运输或仓储而建立的临时性组合包装
代码结构	GTIN-13 GTIN-12 GTIN-8	GTIN-13 GTIN-14	SSCC-18 和附加信息代码结构
符号表示			

一、医疗卫生产品商品条码的代码编制

医疗卫生产品商品条码的代码由标识代码和附加信息代码组成,标识代码提供医疗卫生产品的全球唯一身份代码,附加信息代码作为可选项用于标识产品的附加信息。代码结构为标识代码(固定的)+附加信息代码(包括有效日期、批号、序列号等)(可变的)。

标识代码包括全球贸易项目代码(GTIN)、系列货运包装箱代码(SSCC)、全球参与方位置代码(GLN)、全球可回收资产标识符(GRAI)、全球单个资产标识符(GIAI)、全球服务关系代码(GSRN)和全球文件类型标识符(GDTI)等。

全球贸易项目代码是用于世界范围内产品和服务项目的唯一标识,在编码系统中应用最广泛(见表2)。

表2　全球贸易项目代码(GTIN)

代码结构	厂商识别代码　项目代码	校验码
GTIN-8	0 0 0 0 0 0 $N_1N_2N_3N_4N_5N_6N_7$	N_8
GTIN-12	0 0 $N_1N_2N_3N_4N_5N_6N_7N_8N_9N_{10}N_{11}$	N_{12}
GTIN-13	0 $N_1N_2N_3N_4N_5N_6N_7N_8N_9N_{10}N_{11}N_{12}$	N_{13}
GTIN-14	$N_1N_2N_3N_4N_5N_6N_7N_8N_9N_{10}N_{11}N_{12}N_{13}$	N_{14}

全球参与方位置代码结构见表3。

表3　全球参与方位置代码(CLN)结构

结构种类	厂商识别代码	位置参考代码	校验码
结构一	$N_1N_2N_3N_4N_5N_6N_7$	$N_8N_9N_{10}N_{11}N_{12}$	N_{13}
结构二	$N_1N_2N_3N_4N_5N_6N_7N_8$	$N_9N_{10}N_{11}N_{12}$	N_{13}
结构三	$N_1N_2N_3N_4N_5N_6N_7N_8N_9$	$N_{10}N_{11}N_{12}$	N_{13}

全球可回收资产标识符结构见表4。

表4　全球可回收资产标识符(GRAI)结构

结构种类	填充位	厂商识别代码	资产类型代码	校验码	系列号(可选择)
结构一	0	$N_1N_2N_3N_4N_5N_6N_7$	$N_8N_9N_{10}N_{11}N_{12}$	N_{13}	$N_1\cdots N_j$ ($j\leqslant16$)
结构二	0	$N_1N_2N_3N_4N_5N_6N_7N_8$	$N_9N_{10}N_{11}N_{12}$	N_{13}	$N_1\cdots N_j$ ($j\leqslant16$)
结构三	0	$N_1N_2N_3N_4N_5N_6N_7N_8N_9$	$N_{10}N_{11}N_{12}$	N_{13}	$N_1\cdots N_j$ ($j\leqslant16$)
结构四	0	$N_1N_2N_3N_4N_5N_6N_7N_8N_9N_{10}$	$N_{11}N_{12}$	N_{13}	$N_1\cdots N_j$ ($j\leqslant16$)

全球单个资产标识符结构见表5。

表5　全球单个资产标识符(GIAI)结构

结构种类	厂商识别代码	单个资产参考代码
结构一	$N_1N_2N_3N_4N_5N_6N_7$	$N_8\cdots N_j$ ($j\leqslant30$)
结构二	$N_1N_2N_3N_4N_5N_6N_7N_8$	$N_9\cdots N_j$ ($j\leqslant30$)
结构三	$N_1N_2N_3N_4N_5N_6N_7N_8N_9$	$N_{10}\cdots N_j$ ($j\leqslant30$)
结构四	$N_1N_2N_3N_4N_5N_6N_7N_8N_9N_{10}$	$N_{11}\cdots N_j$ ($j\leqslant30$)

全球服务关系代码结构见表6。

表6　全球服务关系代码(GSRN)结构

结构种类	厂商识别代码	服务对象代码	校验码
结构一	$N_1N_2N_3N_4N_5N_6N_7$	$N_8N_9N_{10}N_{11}N_{12}N_{13}N_{14}N_{15}N_{16}N_{17}$	N_{18}
结构二	$N_1N_2N_3N_4N_5N_6N_7N_8$	$N_9N_{10}N_{11}N_{12}N_{13}N_{14}N_{15}N_{16}N_{17}$	N_{18}
结构三	$N_1N_2N_3N_4N_5N_6N_7N_8N_9$	$N_{10}N_{11}N_{12}N_{13}N_{14}N_{15}N_{16}N_{17}$	N_{18}
结构四	$N_1N_2N_3N_4N_5N_6N_7N_8N_9N_{10}$	$N_{11}N_{12}N_{13}N_{14}N_{15}N_{16}N_{17}$	N_{18}

全球文件类型标识符结构见表7。

表7　全球文件类型标识符(GDTI)结构

厂商识别代码 → ← 项目代码	校验码	序列号标识（可选）
$N_1N_2N_3N_4N_5N_6N_7N_8N_9N_{10}N_{11}N_{12}$	N_{13}	$N_1{\cdots}N_{17}$

附加信息代码包括生产日期、有效日期、批号、序列号以及包装数量的代码等。零售商品、储运包装商品的标识代码通常独立使用,当需要对医疗卫生产品的其他属性信息进行标识时,可增加附加信息代码,但是附加信息代码不能脱离标识代码而独立存在。

附加信息代码的应用采用"应用标识符＋附加信息代码"的结构(见图1)。应用标识符由2～4位数字组成,标识其对应的附加信息代码的含义和格式,不同的附加信息代码可组合使用。

图1　附加信息代码结构示意图

医疗卫生产品标识代码在编制时应遵守以下规则:

(1) 唯一性　唯一性指每一个商品项目对应唯一的商品标识代码。相同医疗卫生产品的商品项目要编制相同的商品标识代码,不同的商品项目须编制不同的商品标识代码。基本特征相同的医疗卫生产品应视为同一商品项目。

（2）稳定性　稳定性指一旦对某一种医疗卫生产品的商品项目进行编码,无论是长期连续生产,还是间断式生产,只要商品的基本特征没有发生变化,其标识代码就应保持不变。

（3）无含义性　厂商在编制医疗卫生产品的商品标识代码时,通常使用无含义的流水号,有含义的代码容易导致编码容量的损失。

二、医疗卫生产品商品条码的符号表示

为了提高医疗卫生产品数据采集的效率,确保数据的准确度,可采用EAN/UPC、ITF-14、UCC/EAN-128等商品条码符号来表示医疗卫生产品的代码。

➢ 零售医疗卫生产品的符号表示

零售医疗卫生产品一般采用EAN/UPC条码符号来表示,我国主要使用EAN-13和EAN-8两种符号,零售医疗卫生产品GTIN-13用EAN-13条码表示,GTIN-8用EAN-8条码表示。

➢ 储运包装医疗卫生产品的符号表示

储运包装医疗卫生产品可以采用EAN/UPC、ITF-14或UCC/EAN-128条码表示,其条码符号表示可分以下两种情况。

1. GTIN-13的条码表示

（1）当储运包装医疗卫生产品不是零售商品时,可用EAN-13条码表示,或者在13位代码前补"0"变成14位代码,采用ITF-14或UCC/EAN-128条码表示。

（2）当储运包装医疗卫生产品同时是零售商品时,应采用EAN/UPC条码表示。

2. GTIN-14的条码表示

采用ITF-14条码或UCC/EAN-128条码表示。

➢ 物流单元的符号表示

物流单元采用UCC/EAN-128条码表示。

➢ 附加信息的条码表示

医疗卫生产品的附加信息采用UCC/EAN-128条码表示。

三、商品条码在医疗卫生产品供应链中的应用

医疗卫生产品的生产和分销与其他行业产品类似,包括原材料采购,产品加工生产、包装,通过直销或经批发商、零售商、医疗机构流向最终用户的整个供应链,其主要参与方有制造商、物流服务商(仓储、经销商、承运者)、医疗机构/药房、零售商等。为了确保医疗卫生产品从生产商高效、安全地传递到患者,完善监督管理机制,提高供应链的管理水平,对供应链中原材料、产品和患者的信息进行管理,保证物流与信息的协调一致,实现产品和信息的可追溯,已成为我国医疗卫生体系建设的中心工作。

商品条码是GS1系统的核心技术,它作为一种开放的,多环节、多领域应用的全球统一的商务语言,能为贸易项目、物流单元、资产、位置和服务提供全球唯一的标识,能够提高医疗卫生供应链管理的效率和透明度,提高对客户的反应能力,降低管理成本,实现物流各个环节的信息共享。商品条码在医疗卫生供应链各个环节的应用具有以下优势:①减少供应链合作伙伴之间的摩擦,并能有效地协调订单、收据和发票;②避免信息处理和标识的重复投入;③节省产品准备、运送和接收环节的时间;④确定产品召回目标,提高产品召回管理的效率;⑤提升可靠性,并优化库存;⑥实现数据的自动记录,改善可追溯性能,提升医疗服务质量。

四、条码技术在现代医药仓储管理中的应用

条码技术可应用于医疗卫生产品的入库、盘点、下架出库等环节。

1. 采购入库

供应商在发货的同时将发运产品的条码信息通过电子数据交换(EDI)系统传送给客户;收货人员在到货后可以利用设备扫描产品条码,读取到货信息,进行品规、数量和质量方面的验收复核,并确认收货;随后将产品信息与货位相匹配,进行上架分配,完成产品入库。

通过条码传递信息可以有效地避免人工录入的失误,实现了数据的无损传递和快速录入,从而将产品的管理推进到个体管理的层次。

2. 盘点管理

条码技术可应用于库房盘点环节。工作人员通过手持无线终端扫描架位条

码来确定架位信息,然后再扫描产品条码,清点、录入、确认,就可以以架位为单位进行盘点;然后把手持终端中盘点的信息输入仓库管理系统(WMS),完成账务处理,系统就可自动生成盘点报告。

3. 出库发货管理

下架出库作业可以在下架环节和出库复核环节选择应用条码技术。在下架环节,工作人员手持无线终端,根据分拣单扫描相应的架位条码,然后扫描产品标签。根据拣货的实际情况,确认后减少架位产品的数量;在出库复核环节,产品下架后,复核人员根据订单利用条码扫描设备扫描产品条码,并通过系统对出库的产品与订单进行核对,避免出库商品与订单出现差错。

缩写词表

缩写词	英文全称	中文全称
ABC	activity based costing	成本分析技术
ADR	adverse drug reaction	药物不良反应
AI	artificial intelligence	人工智能
APP	application	应用程序
ARIS	architecture of integrated information systems	集成信息系统结构
BPR	business process reengineering	业务流程重组
CDSS	clinical decision support system	临床决策支持系统
DRGs	diagnosis related groups	按病种分组付费
EDI	electronic data interchange	电子数据交换
ERP	enterprise resource planning	企业资源计划
FIP	International Pharmaceutical Federation	国际药学联合会
FMEA	failure mode and effects analysis	失效模型和效应分析
GDTI	Global Document Type Identifier	全球文件类型标识符
GIAI	Global Individual Asset Identifier	全球单个资产标识符
GLN	Global Location Number	全球参与方位置代码
GMP	Good Manufacture Practice	药品生产质量管理规范
GRAI	Global Returnable Asset Identifier	全球可回收资产标识符
GS1	EAN International	国际物品编码协会
GSRN	Global Service Relation Number	全球服务关系代码
GTIN	Global Trade Item Number	全球贸易项目代码
HIMSS	Healthcare Information and Management Systems Society	医疗卫生信息和管理系统协会
HIS	hospital information system	医院信息系统
ICAM	integrated computer aided manufacturing	集成计算机辅助制造
ICU	intensive care unit	重症监护治疗病房
IDEF	ICAM DEFinition method	集成计算机辅助制造的定义方法

缩写词	英文全称	中文全称
JCI	Joint Commission International	美国医疗机构评审国际联合委员会
LED	light emitting diode	发光二极管
LIS	laboratory information management system	实验室信息管理系统
MCS	management control systems	管理控制系统
MeSH	medical subject headings	医学主题词
OTC	over-the-counter drug	非处方药
PACS	picture archiving and communication system	影像归档和通信系统
PASS	prescription automatic screening system	合理用药监测系统
PBM	pharmacy benefit management	药品福利管理
PC	personal computer	个人计算机
PDA	personal digital assistant	个人掌上电脑
PDCA	Plan, Do, Check, Action	戴明循环
PIVAS	pharmacy intravenous admixture services	静脉用药调配中心
POS	point of sale	电子付款机
PPR	pharmacy process reengineering	药房流程重组
QoS	quality of service	服务质量
RFID	radio frequency identification	射频识别
SADT	structured analysis and design technique	结构化分析和设计技术
SPD	supply, processing, distribution	供应链创新服务
SSCC	Serial Shipping Container Code	系列货运包装箱代码
TDM	therapeutic drug monitoring	治疗药物监测
WHO	World Health Organization	世界卫生组织
WMS	warehouse management system	仓储管理系统